普通高等医学院校五年制临床医学专业第二轮教材

核医学

（第2版）

（供基础医学、临床医学、预防医学、口腔医学专业用）

主　审　李亚明

主　编　王雪梅

副主编　王相成　付　巍　张　青　潘卫民

编　者　（以姓氏笔画为序）

于　鹏（华北理工大学附属医院）　　　　王　旭（滨州医学院附属医院）

王　峰（南京医科大学）　　　　　　　　王大勇（河南大学第一附属医院）

王明华（贵州医科大学附属医院）　　　　王相成（深圳市人民医院）

王雪梅（内蒙古医科大学附属医院）　　　付　巍（桂林医学院）

白　侠（内蒙古医科大学附属医院）　　　边艳珠（河北省人民医院）

李　飞（安徽医科大学第二附属医院）　　李　娟（宁夏医科大学）

李芳巍（牡丹江医学院）　　　　　　　　李素平（川北医学院）

杨小丰（新疆维吾尔自治区人民医院）　　肖　欢（海南医学院第一附属医院）

张　青（南昌大学第一附属医院）　　　　张　俊（河北医科大学附属

陆克义（山西医科大学第一医院）　　　　　　　　秦皇岛市第一医院）

武　军（山西医科大学附属汾阳医院）　　林端瑜（福建省肿瘤医院）

尚　华（河北医科大学第二医院）　　　　郑红宾（右江民族医学院附属医院）

赵银龙（吉林大学白求恩第二医院）　　　柳江燕（兰州大学第二医院）

徐　浩（暨南大学附属第一医院）　　　　楼　岑（浙江大学医学院附属邵逸夫医院）

潘卫民（厦门大学附属翔安医院）　　　　戴儒奇（海南医学院附属海南医院）

中国健康传媒集团

中国医药科技出版社

内 容 提 要

本教材是"普通高等医学院校五年制临床医学专业第二轮教材"之一，根据本套教材编写的总体原则、要求和本课程教学大纲和课程特点编写而成，共分为二十二章。第一章为绪论，重点介绍核医学的历史、核医学研究内容、特点和核医学分子影像的发展；第二至六章为核医学基础部分，重点介绍核物理基础知识、放射性药物、核医学仪器及质量控制和辐射防护；第七至八章为核医学体外部分和脏器功能检测，重点介绍放射性免疫标记、碘代谢试验、肾图及其临床应用；第九至十七章为核医学影像（PET及SPECT），重点介绍骨显像、甲状腺显像、肾动态显像、心肌灌注及代谢显像、肿瘤显像等显像原理、方法及临床应用，在相关章节中，增加了比较影像学内容；第十八至二十二章为核医学治疗，重点介绍甲状腺癌和Grave甲亢和骨转移的核素治疗。本教材配套教学课件、微课及练习题等数字化教学资源，注重培养医学生运用核医学知识解决临床实际问题的能力。

本教材不仅可供基础医学、临床医学、预防医学、口腔医学专业学生学习及教师教学之用，还可作为核医学专业工作人员参考用书。

图书在版编目（CIP）数据

核医学/王雪梅主编. — 2版. —北京：中国医药科技出版社，2023.8

普通高等医学院校五年制临床医学专业第二轮教材

ISBN 978 – 7 – 5214 – 3647 – 1

Ⅰ.①核… Ⅱ.①王… Ⅲ.①核医学 – 医学院校 – 教材 Ⅳ.①R81

中国国家版本馆CIP数据核字（2023）第017402号

美术编辑　陈君杞
版式设计　友全图文

出版　**中国健康传媒集团** | 中国医药科技出版社
地址　北京市海淀区文慧园北路甲22号
邮编　100082
电话　发行：010 – 62227427　邮购：010 – 62236938
网址　www.cmstp.com
规格　889×1194mm $\frac{1}{16}$
印张　12 $\frac{1}{4}$
字数　351千字
初版　2016年8月第1版
版次　2023年8月第2版
印次　2024年6月第2次印刷
印刷　北京盛通印刷股份有限公司
经销　全国各地新华书店
书号　ISBN 978 – 7 – 5214 – 3647 – 1
定价　**49.00元**

获取新书信息、投稿、为图书纠错，请扫码联系我们。

出版说明

为了贯彻《中共中央、国务院中国教育现代化2035》"加强创新型、应用型、技能型人才培养规模"的战略任务要求，落实《国务院办公厅关于加快医学教育创新发展的指导意见》，紧密对接新医科建设对医学教育改革的新要求，满足新时代医疗卫生事业对人才培养的新需求，中国医药科技出版社在教育部、国家药品监督管理局的领导下，通过走访主要院校对2016年出版的"全国普通高等医学院校五年制临床医学专业'十三五'规划教材"进行了广泛征求意见，有针对性的制定了第二版教材的出版方案，旨在赋予再版教材以下特点。

1.立德树人，融入课程思政

把立德树人贯穿、落实到教材建设全过程的各方面、各环节。课程思政建设应体现在知识技能传授中厚植爱国主义情怀，加强品德修养、增长知识见识、培养奋斗精神，不断提高学生思想水平、政治觉悟、道德品质、文化素养等。医学教材着重体现加强救死扶伤的道术、心中有爱的仁术、知识扎实的学术、本领过硬的技术、方法科学的艺术的教育，培养医德高尚、医术精湛的人民健康守护者。

2.精准定位，培养应用人才

坚持体现《中共中央、国务院中国教育现代化2035》"加强创新型、应用型、技能型人才培养规模"的战略任务，落实《国务院办公厅关于加快医学教育创新发展的指导意见》中"立足基本国情，以服务需求为导向，以新医科建设为抓手，着力创新体制机制，分类培养研究型、复合型和应用型人才"的医学教育目标，结合医学教育发展"大国计、大民生、大学科、大专业"的新定位，注重人才培养应从疾病诊疗提升拓展为预防、诊疗和康养，以健康促进为中心，服务生命全周期、健康全过程的转变，精准定位教材内容和体系。教材编写应体现以医疗卫生事业需求为导向，以岗位胜任力为核心，以培养医工、医理、医文学科交叉融合的高素质、强能力、精专业、重实践的本科医学人才培养目标。

3.适应发展，优化教材内容

必须符合行业发展要求。构建教材内容结构，要体现医疗机构对医学人才在临床实践能力、沟通交流能力、服务意识和敬业精神等方面的要求；体现临床程序贯穿于教学的全过程，培养学生的整体临床意识；体现国家相关执业资格考试的有关新精神、新动向和新要求；注重吸收行业发展的新知识、新技术、新方法，体现学科发展前沿，并适当拓展知识面，为学生后续发展奠定必要的基础；满足以学生为中心而开展的各种教学方法的需要，充分发挥学生的主观能动性。

4.遵循规律，注重"三基""五性"

遵循教材规律。针对普通高等医学院校本科医学类专业教学需要，教材内容应注重"三基"（基本知识、基础理论、基本技能）、"五性"（思想性、科学性、先进性、启发性、适用性）；内容成熟、术语规范、文字精炼、逻辑清晰、图文并茂、易教易学；注意"适用性"，即以普通高等学校医学教育实际和学生接受能力为基准编写教材，满足多数院校的教学需要。

5.创新模式，提升学生能力

加强"三基"训练，着力提高学生分析问题和解决问题的能力。在不影响教材主体内容的基础上要保留"案例引导""学习目标""知识链接""目标检测"模块，去掉知识拓展模块。进一步优化各模块的内容，培养学生理论联系实践的实际操作能力、创新思维能力和综合分析能力；增强教材的可读性和实用性，培养学生学习的自觉性和主动性。

6.丰富资源，优化增值服务内容

搭建与教材配套的中国医药科技出版社在线学习平台"医药大学堂"（数字教材、教学课件、图片、视频、动画及练习题等），实现教学信息发布、师生答疑交流、学生在线测试、教学资源拓展等功能，促进学生自主学习。

本套教材凝聚了省属院校高等教育工作者的集体智慧，体现了凝心聚力、精益求精的工作作风，谨此向有关单位和个人致以衷心的感谢！

尽管所有参与者尽心竭力、字斟句酌，教材仍然有进一步提升的空间，敬请广大师生提出宝贵意见，以便不断修订完善！

数字化教材编委会

核医学是采用核技术来诊断、治疗和研究疾病的一门新兴学科。它是核技术、电子技术、计算机技术、化学、物理和生物学等现代科学技术与医学相结合的产物。

20世纪70年代以来由于单光子发射计算机断层和正电子发射计算机断层技术的发展，以及放射性药物的创新和开发，使核医学显像技术取得突破性进展。它和CT、核磁共振、超声技术等相互补充、彼此印证，极大地提高了对疾病的诊断和研究水平，故核医学显像是近代临床医学影像诊断领域中一个十分活跃的分支和重要组成部分。面对发展如此迅速的一门学科，医学院校在寻找着更加生动、有效的教学方式，许多教学团队正纷纷尝试基于问题的学习（PBL），基于团队的学习（TBL）等教学方法，故编写一本满足高等教育教学需求，适应课程改革发展趋势的核医学教材迫在眉睫，《核医学》教材正是在这种背景下应运而生。为满足线上及线下教学，结合高校教学改革、教学资源建设、个性化教与学的临床医学人才培养模式的要求，在第一版的基础上进行了改编，体现科学性、先进性、针对性；涵盖基本理论、基本知识、基本技能及学科前沿，同时继承传统教材的优点，注重培养医学生运用核医学知识解决临床实际问题的能力。

该教材概况有以下四大特色。

1. 本套教材搭建与教材配套的"医药大学堂"在线学习平台（含数字教材、教学课件、图片、微课及练习题等），丰富多样化、立体化、多视角、深入学习、教学资源，更好地实现教学信息发布、师生答疑交流、学生在线学习及考试、教学资源拓展等功能，促进学生自主学习。

2. 引入"案例分析"内容，注重培养医学生运用核医学知识解决临床实际问题的能力。同时增强医学生热爱核医学和学习核医学的兴趣。

3. 本教材在核医学显像部分增加了比较影像学；用融合影像的图像替换单一影像的图像。增加了PET/MRI、人工智能及影像组学等新技术介绍。

4. 核医学治疗部分注重学科融合和互补，增加了诊疗一体化、个体化治疗及综合治疗，并突出放射性核素的靶向性、微创性。

参加教材编写的编者本着实事求是的科学态度，吸收了国内外优秀教材的特点，在编写过程中查阅了大量的文献，精挑细选每一张图片，同时结合学生学习方式的改变，与数字化教学精密结合。希望能为本科医学教育提供一本非常有特色的教材。

李思进
2023年6月

PREFACE 前　言

本教材在上一版的基础上进行了优化，满足线上及线下教学要求，同时结合高校教学改革、教学资源建设、个性化教与学的临床医学人才培养模式，体现科学性、先进性、针对性；涵盖基本理论、基本知识、基本技能及学科前沿，同时继承传统教材的优点，注重培养医学生运用核医学知识解决临床实际问题的能力。

本教材编写中，参考了国内外各类教科书以及近期研究成果。既阐明学科的发展、前沿，又突出核医学的特色。优势之处在于本书不要求面面俱到，但真正做到简明、实用，使学生易学易懂。同时在不影响教材主体内容基础上注重引入"案例引导"内容，同时设计"学习目标""知识链接""本章小结"及"简述题"模块。不仅可供基础医学、临床医学、预防医学、口腔医学专业学生学习及教师教学之用，还可作为核医学专业工作人员参考用书。

本教材为书网融合教材，即纸质教材有机融合电子教材、教学配套资源（PPT、微课及练习题等），丰富多样化、立体化教学资源，更好地实现教学信息发布、师生答疑交流、学生在线测试、教学资源拓展等功能，促进学生自主学习。

本教材的编写过程中，得到参编院校领导及各位编委的鼎力相助，特别感谢王相成、付巍、张青及潘卫民四位副主编及主编助理白侠在稿件组织编写及互审中所作的大量工作。各位编者虽然经过多次修改，但在内容、编排以及文章处理上可能仍有不妥之处，恳请广大师生和读者给予批评指正，以便在修订和再版时得以完善。

编　者
2023 年 6 月

目 录 CONTENTS

第一章　绪　论

e 微课

PPT

📖 **学习目标**

1. **掌握**　核医学定义。
2. **熟悉**　核医学的学科分类、内容及特点。
3. **了解**　核医学的发展简史及进展。
4. 学会核医学功能影像、靶向治疗的优势及特点。

第一节　核医学的定义及发展简史

一、定义

核医学（nuclear medicine）是一门利用放射性核素及其发射的核射线对疾病进行诊断、治疗和科学研究的学科；是核科学技术在医学领域的应用，已经成为临床医学重要的分支。

二、核医学的发展简史

核医学最早可追溯到 19 世纪末。1896 年法国物理学家安东尼·亨利·贝克勒尔发现铀（^{238}U）矿能使抽屉内黑纸包裹的胶片感光，借此推断铀可以自发地、不间断地放射出某类非肉眼可见、穿透力强的射线，这是人类第一次认识到放射现象，他的这一发现，开辟了物理学发展的新阶段。1898 年玛丽·居里发现了镭，将其产生的辐射现象命名为"放射性"，铀的射线被命名为贝克勒尔射线。同年居里夫妇成功提取了镭。1903 年，贝克勒尔与居里夫妇一起获得诺贝尔物理学奖。继贝克勒尔发现放射性核素近 40 年之后，放射性核素开始在医学领域应用。

1. 核医学药物的主要发展简史　1932 年安德森发现正电子（positron）。

1930 年欧内斯特·劳伦斯提出回旋加速器的设想，1932 年他和他的学生利文斯顿联合发表回旋加速器的论文，开启了人工制造放射性同位素新的里程碑。

1934 年伊雷娜·约里奥·居里研发成功第一个人工放射性核素^{32}P，揭开了放射性核素在生物医学应用的序幕。

1938 年约翰·劳伦斯利用回旋器制备的^{32}P 治疗患有慢性骨髓性白血病患者并取得了成功。

1938 年埃米利奥·吉诺·塞格雷和格伦·西奥多·西博格发现单光子锝（^{99m}Tc）。

1939 年约瑟夫·汉密尔顿、马奥·索尼和洛雷吉·埃文斯首次用放射性碘（^{131}I）诊断甲状腺疾病。

1942 年恩利克·费米在芝加哥大学展示第一个核反应堆。

1946 年塞缪尔·M·瑟丁，勒·D·马里内利和埃莉诺·奥什里应用放射性碘治疗甲状腺疾病，俗称 Atomic Cocktail（原子鸡尾酒）。

1953 年罗伯特·R·纽维尔首先提出核医学"Nuclear Medicine"这个概念。

1957 年沃尔特·D·塔克制造出^{132}Te – ^{123}I 和^{99}Mo – ^{99m}Tc 核素发生器，这项伟大的发明把核医学的

检查送到全世界各个角落。

1968 年约瑟夫·帕察克，格里格拉·托奇克和米洛斯拉夫·赛尔尼描述了葡萄糖代谢显像剂（FDG）的合成。

1970 年 Tatsuo Ido 和阿尔弗雷德·P·沃尔夫用 ^{18}F 标记了 FDG 并应用至正常受试者。

目前，^{131}I、^{99m}Tc 和 ^{18}F 标记的放射性药物几乎占领了核医学临床的绝大部分。正电子放射性药物除最广泛应用于临床的 ^{18}F – FDG 外，^{18}F – 脱氧胸腺嘧啶（FLT）、^{18}F – 多巴、^{18}F – 氟化钠（NaF）、^{11}C – 胆碱（CHO）、^{11}C – 乙酸（AC）等均已经进入临床使用；单光子药物除 ^{99m}Tc 外，^{111}In 和 ^{123}I 等标记的奥曲肽（Octreotide）和脂肪酸（BMIPP）目前已经进入临床，并在内分泌肿瘤和心肌脂肪酸代谢的诊断中具有重要价值。应用 ^{131}I 标记的单克隆抗体治疗在目前也得到迅速发展；^{131}I – 替尹莫单抗（Bexar）、^{90}Y – 托西莫单抗（Zevalin）两个 CD20 单克隆抗体目前已经通过 FDA 论证并应用于治疗难治非霍奇金淋巴瘤，在临床显示其独特的价值。

2. 核医学仪器的主要发展简史　1950 年罗伯特·R·纽维尔发明了世界上最早的扫描机。

1958 年海尔·O·安格发明伽马闪烁照相机，使核医学显像由静态步入动态，开创了核医学显像新纪元。

1962 年大卫·E·科赫首先提出断层扫描（emission reconstruction tomography）。该方法被充分运用在单光子发射计算机断层摄影（single photon emission computerized tomography，SPECT）及正电子发射计算机断层扫描（positron emission computerized tomography，PET）。

1975 年米歇尔·特 – 普罗米桑发明了 PET。

1976 年约翰·W·凯斯发明第一台多用途单头 SPECT 显像机。

1976 年罗纳德·J·贾斯扎克发明第一台单头 SPECT 专用显像机。

1979 年罗纳德·J·贾斯扎克发明第一台多用途多探头 SPECT 显像机。

1980 年在亨利·N·瓦格纳教授的引导下，SPECT 及 PET 相继应用于临床，实现了全身断层显像，极大提高了诊断的灵敏度及准确性，进一步加速了临床核医学的发展。

2001 年 PET/CT 进入商品化以来，核医学也进入了一个多模态跳跃式的发展阶段。

2004 年第一台商业化的 SPECT/CT 出现，由于增加的解剖信息，极大地提高了诊断的灵敏度和特异性。

2011 年 PET/MRI 问世，鉴于 MRI 极高的软组织分辨率，被认为是最具发展前景的融合影像技术。

2018 年国产首台一体化 PET/MRI 面世，奠定了国内 PET/MRI 技术应用与发展的坚实基础。

2019 年国产首台人体全景动态 PET/CT 在国内上市，标志着我国 PET/CT 制造能力达到国际领先水平。

2020 年刘继国教授团队研制的商用小动物 PET 空间分辨率突破 0.5mm，标志着 PET 对小鼠的成像进入高清阶段。

3. 体外放射分析的发展简史　1949 年和 1950 年分别成功研制出闪烁扫描机和井型计数器等，成为核医学显像、体外放射分析新的里程碑，并为临床核医学发展奠定了基础。

1959 年所罗门·A·伯森医生和罗萨林·亚雷将核技术与免疫学技术相结合建立了放射免疫分析法（Radioimmunoassy，RIA），并于 1962 年首次用于测定血浆胰岛素含量。RIA 的方法开辟了医学检测史上的新纪元，1977 年亚雷获得了诺贝尔生理学或医学奖，此后，测定各类生物活性物质含量的 RIA 试剂药盒及其测量仪器的研制和临床应用不断发展起来。

4. 国内核医学发展简史　相比于国外，我国核医学发展虽然起步晚，但发展迅速。

我国核医学起源于 1956 年，第四军医大学举办了生物医学同位素应用训练班，这是我国第一个同位素应用学习班，1957年又举办了第二期，标志着我国核医学的诞生。

1958年在北京举办了第一个同位素临床应用训练班，有10名学员参加，成为核医学进入临床应用的起点，也被列为当时国家的一项重要任务。后又在津、沪、穗举办了2~4期。

20世纪60年代我国核医学有了较大发展，各省相继开展了临床应用工作，同位素和核探测仪器的研制取得重要成绩，70年代在全国得到了普及。

1977年我国将核医学作为医药院校本科生必修课，教育部和卫生部先后组织编写了多版规划教材。

1980年成立了中华医学会核医学分会及各省市核医学分会。

1981年创办了中华核医学杂志。

王世真院士对中国核医学的发展起了积极推动作用，被誉为"中国核医学之父"，也是国际知名核医学专家。

第二节　核医学学科分类、内容和特点

一、核医学学科分类及研究内容

核医学包括实验核医学（experimental nuclear medicine）和临床核医学（clinical nuclear medicine）两部分（图1-1）。实验核医学有放射性核素示踪技术、放射性核素示踪动力学、体外放射分析、放射自显影术及活化分析技术等；临床核医学则以利用核医学的各种原理、技术和方法对疾病进行诊断和治疗为主要内容，它是核医学的重要部分，随着学科的发展，临床核医学又逐步形成了亚系统核医学，如核心脏病学、核内分泌学、神经系核医学、肿瘤核医学等。

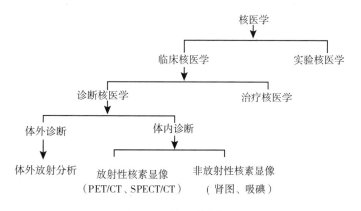

图1-1　核医学构架图

二、核医学的特点

核医学与其他学科相比，其最大特点在于能动态地观察机体内物质代谢的变化；反映组织和器官整体和局部功能；简便、安全、无创伤地诊治疾病；进行超微量生物活性物质含量测定。核医学技术测定灵敏度高，可以达到$10^{-14} \sim 10^{-18}$水平，并可定性及定量地进行在体测量，能用于医学的各个学科专业。

1. 核医学显像的特点　核医学显像是现代医学影像的组成之一，其与X线、超声、计算机体层摄影（CT）和磁共振成像（MRI）等以反映解剖结构变化为主的传统影像检查有所不同，但两者相辅相成，共同构成了完整的影像诊断体系。

（1）核医学显像方式和内容　通过不同的显像剂和显像方式反映脏器和病变器官的血流、功能、代谢以及分子水平的化学信息，如受体显像、基因显像等，有助于疾病的早期诊断、疗效观察和预后判断。同时它具有灵敏、简便、安全、无创伤等优点。应用范围广泛，涉及各个组织器官或系统的功能检查，如甲状腺显像、肺灌注显像、心肌灌注显像、肾动态显像、全身骨显像及肿瘤显像等（表1-1）。

表1-1 现代医学影像学技术及成像原理

影像学技术	成像原理	性质
CT	衰减系数（CT值）	形态 解剖
B超	超声波反射（回声）	形态，解剖
MR	质子密度（T_1，T_2）	解剖，功能
γ照相机	放射性浓度（平面）	血流，功能
SPECT	放射性浓度（半定量）	血流，代谢，功能
PET	放射性浓度（定量）	血流，代谢，功能

（2）放射性核素动态显像 可通过连续采集显像剂在脏器内随时间动态变化的图像，通过勾画感兴趣区，生成"时间-放射活度"曲线，有助于观察脏器的功能随时间变化以及脏器内病变和周围组织的差异。

（3）核医学显像的定量及半定量分析技术 可获得定量及半定量指标，如肾小球滤过率、葡萄糖标准摄取比值（standardized uptake value，SUV）、心肌最大血流量、放射性受体密度等，这些指标能客观地评价脏器、组织和病灶部位的放射性分布变化，可作为诊断和疗效评估的重要指标。

（4）图像融合（fusion imaging）技术 可将CT、MRI的解剖结构图像与核医学SPECT、PET获得的功能代谢图像相叠加，更有利于病变的精确定位和准确定性诊断（图1-2）。

（5）低辐射剂量成像技术 核医学显像所用的放射性核素物理半衰期（physical half-life，$t_{1/2}$）短，显像剂化学量极微，患者所接受的辐射吸收剂量（absorbed dose）和化学量引起的毒副作用均极低，同时医务人员接收到的外照射也很低。

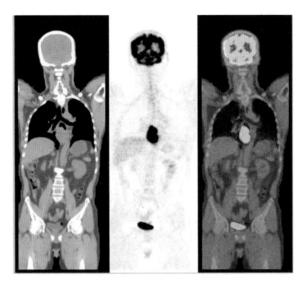

图1-2 PET/CT融合图像

2. 放射性药物治疗特点 主要特点是靶向性强、治疗效率高，毒副作用低。例如利用甲状腺组织超强的碘摄取合成与分泌功能的特性，应用^{131}I治疗甲状腺功能亢进、甲状腺高功能腺瘤和分化型甲状腺癌，通过β射线可有效地将甲状腺组织破坏，等于进行了一次"无刀手术"，从而减少甲状腺激素的合成，达到缓解或治愈甲状腺功能亢进或甲状腺癌的目的。利用发射$β^-$射线的^{153}Sm-EDTMP、^{89}SrCl$_2$和^{188}Re-HEDP等放射性药物静脉注射后可大量聚集在骨转移灶内的特点，对骨转移肿瘤进行内照射，产生电离辐射生物效应破坏肿瘤细胞及阻碍疼痛信号的传递，达到止痛、抑制或破坏骨转移灶的治疗目的。

3. 体外放射分析的特点 核医学能进行超微量测定，可以准确测出血、尿等样品中10^{-12}～10^{-15}水平的激素、药物、毒物等含量。目前利用这种方法已经可进行数百种生物活性物质的测定。

第三节　核医学的进展及展望

一、SPECT/CT、PET/CT 及 PET/MRI 的临床应用与进展

SPECT/CT、PET/CT 和 PET/MRI 体现由 SPECT 或 PET 单一成像技术向 SPECT/CT、PET/CT 和 PET/MRI 图像融合技术迈进的历程，极大地提高了临床诊断效能。SPECT/CT、PET/CT 和 PET/MRI 在肿瘤学、心脏病学和神经病学方面的临床和基础研究方面均取得了很大的进步（图 1-3）。

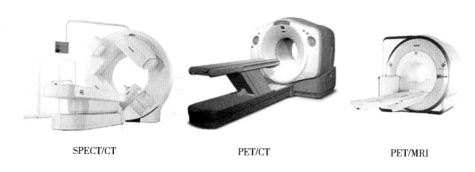

SPECT/CT　　　　　PET/CT　　　　　PET/MRI

图 1-3　SPECT/CT、PET/CT 和 PET/MRI

二、分子核医学的发展

随着分子生物学、基因组学、蛋白质组学、材料化学以及影像学的不断进步及多学科的交叉，分子核医学异军崛起，受体显像、多肽显像、乏氧显像、放射免疫显像、基因显像（包括反义基因显像和报告基因显像等）和干扰 RNA 显像、细胞凋亡显像等在进入类健康预防、保健与疾病诊治发挥了重要作用，并取得了令人瞩目的成就，成为精准医学的重要组成部分。将在人类健康、预防、保健与疾病诊治领域发挥越来越重要的作用。

目前分子核医学的临床前及临床转化的研究热点主要集中在以下几个方面：

1. 肿瘤诊断与治疗方面　肿瘤糖代谢显像可以进行肿瘤良恶性鉴别、分期再分期、疗效评估及预后评估；受体显像、多肽显像、乏氧显像、放射免疫显像、基因显像对肿瘤的生物学特性、肿瘤微转移、抗体与免疫细胞治疗与肿瘤放射生物学等多方位评估。

2. 心血管系统疾病诊断和治疗　进行心肌活性评判以及动脉斑块、血栓形成、心肌细胞凋亡等方面的成像，帮助确定治疗方案。

3. 神经系统疾病诊断　分子核医学用于神经退行性疾病（癫痫、帕金森病、阿尔茨海默病等）的检测，对这些疾病进行生理学和病理学等神经科学的基础研究。

4. 基因修复与细胞成像　干细胞与组织再生分子核医学在 DNA 损伤修复与基因表达，信号转导与蛋白相互作用，细胞凋亡、自我吞噬及坏死等研究领域，用于观察干细胞迁移、分化以及组织损伤的修复与再生；也可用于脏器移植的监测。

5. 药物研发　分子核医学可跟踪药物在活体代谢的全过程。

6. 多模式分子成像技术的融合、多模式靶向探针合成　这些技术的融合被应用到疾病早期诊断和疗效评估等方面。

7. 其他　人工智能等。

三、放射性核素的治疗进展

1. 放疗型核素及其衍生药物 放射治疗通过采用放射线照射造成 DNA 损伤使肿瘤细胞坏死凋亡，可以分为外照射放疗（external beam radiation therapy，EBRT）和选择性内放疗（selective internal radiation therapy，SIRT）两种方式。EBRT 是指通过放疗仪器在体外发出射线，透过皮肤对体内的肿瘤进行照射；而 SIRT 作为一种短距离放射治疗方式，通过放入体内的放射源发出射线达到治疗肿瘤目的，具有给药剂量高、作用部位更精确、照射时间短、周围正常组织剂量低等特点，可以对诸如肝细胞癌等多种癌症具有良好的治疗效果。SIRT 方式治疗肿瘤主要包括靶向治疗（如放射免疫治疗、受体介导放射性核素治疗）、介入治疗（如放射性治胶体腔内疗、放射性粒子植入治疗）和敷贴治疗（如放射性敷贴器病变皮肤表面、局部治疗）等 3 种策略，放射性核素靶向治疗作为公认的未来最具潜力、效果最好的核素肿瘤治疗手段之一，能够彻底弥补传统 EBRT 中在靶向性和治疗效果上存在的局限性。钇［^{90}Y］微球选择性内放射治疗，可实现对中晚期肝癌的有效控制，为肝切除或肝移植等创造机会。

放射性核素受体靶向治疗是一种利用放射性核素标记的特异配体，通过配体与肿瘤细胞变异分化过程而增强表达的某些受体的特异性结合，使大量放射性核素浓聚于肿瘤部位的内照射治疗方法。通过对癌细胞表面相应受体进行肿瘤细胞靶向，并利用 PET/CT 确定癌细胞的治疗后反应。治疗方法包括内照射治疗和硼中子俘获治疗（Boron neutron capture therapy，BNCT），需要权衡肿瘤辐射的效率以及治疗成本，采用适合不同癌症类型的治疗手段。

2. 镥 - 177 及其衍生核素治疗药物的研发 ^{177}Lu 是一种 β 核素，与其他放射性核素相比具有更高的射程和能量，同时它发射的 γ 射线也有助于监测肿瘤反应，专门用于肽受体放射性核素治疗（peptide receptor radionuclide therapy，PRRT）。药物分子包含一种作为转运部分的蛋白质分子，可以识别位于癌细胞表面的靶向受体并与之结合。放射性成分附着在这种蛋白质载体上，从而将核素靶向递送至肿瘤细胞而发挥其杀伤作用。应用于临床的两大类核素药物：^{177}Lu - PSMA - 617 和 ^{177}Lu - DOTATATE 分别针对晚期前列腺癌和神经内分泌肿瘤，与传统癌症治疗相比具有更好的安全性和有效性，不仅可以最大限度地减少患者的住院时间，对患者耐受性良好，仅影响病理灶而不影响健康组织；同时药物的活性成分会影响不同位置的癌细胞，这不仅可以用于治疗原发性肿瘤，还可以对其转移灶具有靶向清除效果。针对 ^{177}Lu 的研究呈暴发式增长，但目前仍主要针对晚期前列腺癌和神经内分泌肿瘤患者的治疗。

3. α 射线型核素治疗药物的研发 常用的治疗型核素主要通过 β 型核素发射的 β 射线进行放射性治疗，而 α 型核素产生的 α 射线在固体组织中具有更大的线性能量传递和更短的射程，能够在肿瘤内部或转移的边界沉积能量。与 β 射线不同，α 射线不仅可依赖自由基的产生来造成 DNA 损伤且沉积的能量足以直接导致 DNA 双链断裂。因此，使用靶向 α - 粒子疗法（targeted alpha - particle therapy，TAT）能够潜在地规避由于自由基清除机制导致的辐射抵抗，使得 TAT 用于治疗实体瘤的开发得到了广泛研究。

第四节　如何学习和运用核医学

一、如何学习和应用核医学影像诊断

（1）熟悉各种显像的显像剂及显像原理和检查方法。

（2）掌握各种显像的图像特点，识别正常和异常图像。

（3）掌握常见疾病的核医学诊断要点，并密切结合临床信息分析图像。

（4）正确解读融合图像中各种影像特点，达到 1 + 1 > 2 的目的。

（5）比较影像学了解核素显像和其他影像学诊断方法的不同和优势。

二、如何学习和应用核医学治疗

（1）掌握核素治疗的原理。

（2）掌握适应证和禁忌证。

（3）熟悉放射性核素治疗前后观察的指标和患者的沟通事宜。

（4）了解核素治疗和其他临床治疗方法的不同和优势。

三、如何学习和应用实验核医学

（1）了解实验核医学的原理。

（2）结合临床分析实验结果。

简述题

1. 核医学定义。

2. 核医学的内容组成。

3. 核医学显像的特点。

4. 核医学治疗的特点。

（王大勇　付　巍）

书网融合……

本章小结

微课

题库

第二章　核物理基础知识

@微课

PPT

📖 **学习目标**

　　1. 掌握　核素、同位素、同质异能素、放射性核素、物理半衰期、有效半衰期的概念及放射性核素衰变类型和规律。

　　2. 熟悉　放射性活度、放射性比活度与放射性浓度概念及单位。

　　3. 了解　原子核的基本组成与能级、核衰变类型、射线与物质的相互作用。

　　4. 学会核医学影像及治疗中基础的核物理理论知识。

第一节　基本概念

　　世界上目前已发现了 118 种元素，其中第 1～94 号元素是自然界天然存在的，如金、汞、氢和氧等；第 95 号元素之后的所有元素都是通过人工合成出来的，如镅、锔等。这些已知的元素，无论是天然存在或是人工合成的，都被排列在元素周期表内。在元素周期表中，位于同一列的元素被称为同族元素，而位于同一行的元素则被称为同周期元素。一般来说，因为核外电子数相同，同族元素具有类似的性质。

一、原子的结构

　　元素组成的最小单位是原子，原子由原子核和按一定轨道围绕原子核运动的核外电子构成，原子核包括质子（proton，P）和中子（neutron，N），两者统称为核子。国际上以 $^A_Z XN$ 表示不同的原子核结构，其中 X 表示元素符号，A 表示原子质量数（即 P 和 N 之和），Z 表示质子数，N 表示中子数，通常简写为 ^AX，如 ^{125}I、^{32}P 等。由于核子不断运动，原子核可处于不同能量状态，称为原子核的能级。一般情况下，原子核均处于能量最低状态称为基态。在一定条件下（如核衰变），原子核可暂时处于较高能量状态，称为激发态，用符号 m 表示，例如 ^{99m}Tc 等，处于激发态的核不稳定，会释放出过剩能量而回到基态。

二、元素、同位素、同质异能素、核素

（一）元素

质子数相同的一类原子统称为一种元素（element）。

（二）同位素

　　同一种元素的原子序数相同，化学性质相同，而同一元素的原子核内的中子数可以不同，因此物理性质可有差异。同位素（isotope）是指原子核内质子数相同而中子数不同的原子间的相互称谓。如 ^{131}I 和 ^{125}I、^{123}I 互为碘元素的同位素。

（三）同质异能素

凡原子核内的质子数、中子数相同，但核能级状态不同的核素互称为同质异能素（isomer）。例

如：$^{99}_{43}\mathrm{Tc}$ 和 $^{99m}_{43}\mathrm{Tc}$ 是同质异能素。

（四）核素

凡质子数、中子数、核能态均相同的一类原子称为同一种核素（nuclide）。质子数、中子数、核能态三者中，只要有任何一项特征不同即为不同的核素，如 $^{123}\mathrm{I}$、$^{131}\mathrm{I}$、$^{99m}\mathrm{Tc}$ 是三种不同核素。核素按其稳定程度，可分为放射性核素（radionuclide）和稳定性核素（stable nuclide）。

第二节　核衰变

放射性核素的原子核处于不稳定状态，能自发地放出射线而转变成另一种新的核素的过程称为核衰变（nuclear decay）。

一、核衰变类型

（一）α衰变

放射性核素自原子核放射出 α 粒子的衰变称 α 衰变。主要发生在原子序数大于 82 的核素，衰变时母核（X）失去 2 个质子和 2 个中子，子核（Y）的原子序数减少 2，原子质量数减少 4，同时释放出衰变能（Q），单位是 MeV。α 粒子实质上就是氦原子核（$^{4}_{2}\mathrm{He}$）。

其衰变反应式可表示为：

$$^{A}_{Z}\mathrm{X} \rightarrow {^{A-4}_{Z-2}}\mathrm{Y} + {^{4}_{2}}\mathrm{He} + Q$$

例如：

$$^{226}_{88}\mathrm{Ra} \rightarrow {^{222}_{86}}\mathrm{Rn} + {^{4}_{2}}\mathrm{He} + 4.937\mathrm{MeV}$$

α 粒子因其质量大，射程短，穿透力弱，一张纸即可阻挡，因而不能用于核医学显像。但其电离能力很强，在软组织中射程仅有数十微米，进入人体后可对射程范围内组织造成毁灭性破坏而不会损伤远处组织，所以 α 粒子在核医学治疗中非常具有应用前景。

（二）β衰变

放射性核素的核内放射出 β 粒子的衰变称 β 衰变，分为 β^{-}衰变和 β^{+}衰变二种类型。

1. β^{-}衰变　核衰变时核内 1 个中子转化为 1 个质子，释放出 1 个 β^{-}粒子（负电子）和 1 个反中微子（$\bar{\nu}$）。β^{-}衰变发生在富中子的放射性核素，衰变后其子核（Y）的质量数不变，原子序数增加 1。

其衰变反应式可表示为：

$$^{A}_{Z}\mathrm{X} \rightarrow {^{A}_{Z+1}}\mathrm{Y} + \beta^{-} + \bar{\nu} + Q$$

例如：

$$^{32}_{15}\mathrm{P} \rightarrow {^{32}_{16}}\mathrm{S} + \beta^{-} + \bar{\nu} + 1.71\mathrm{MeV}$$

在 β^{-}衰变中，衰变能 Q 由三个生成物带走，子核 Y 的质量远大于 β^{-}、$\bar{\nu}$，故带走的能量相对很小，Q 主要在随机分配给 β^{-}、$\bar{\nu}$，故 β^{-}粒子的能量可从 0 到最大值形成一个连续的能量分布能谱。一种 β^{-}衰变核素发射 β^{-}粒子的平均能量约为其最大能力的三分之一。β^{-}粒子穿透力虽比 α 粒子强，但仍然较弱，在软组织中的射程为厘米水平，在核医学中主要用于治疗，不能用于显像。

2. β^{+}衰变　衰变时核内 1 个质子转变为中子，同时释放出 1 个正电子（即 β^{+}粒子）和 1 个中微子（ν），故也称正电子衰变。β^{+}衰变主要发生在贫中子的放射性核素，衰变后的子核质量数不变，原子序数减少 1。其衰变反应式可表示为：

$$^{A}_{Z}\mathrm{X} \rightarrow {^{A}_{Z-1}}\mathrm{Y} + \beta^{+} + \nu + Q$$

例如：

$$^{18}_{9}F \rightarrow {}^{18}_{8}O + \beta^{+} + \nu + 1.635MeV$$

β^{+} 粒子也为连续能谱，其平均寿命仅 10^{-9} s，射程仅为 $1 \sim 2mm$，在能量耗尽之前与其邻近的电子碰撞而发生湮灭辐射，即二者湮灭的同时，失去电子质量，转变为两个方向相反且能量均为 511KeV 的 γ 光子。正电子发射断层成像仪（positron emission tomography，PET）可探测方向相反的两个 511KeV 的 γ 光子，进行正电子显像。

（三）电子俘获衰变

核衰变时原子核由核外靠内层的轨道上俘获 1 个电子，使之与核内 1 个质子结合转变为中子，同时发出 1 个中微子（ν）的过程称为电子俘获（electron capture，EC）衰变。电子俘获衰变发生于贫中子核素，子核（Y）的原子质量数不变，原子序数减少 1。

其衰变反应式可表示为：

$$^{A}_{Z}X + {}^{0}_{-1}e \rightarrow {}^{A}_{Z-1}Y + \nu + Q$$

例如：

$$^{125}_{53}I + {}^{0}_{-1}e \rightarrow {}^{125}_{52}Te + \nu + 35.5KeV$$

由于内层轨道电子被俘获，外层的轨道电子跃迁到内层，两层轨道之间的能量差以 X 射线形式释放出，称为特征 X 射线；也可传给外层的轨道电子，使其脱离轨道束缚成为自由电子放出，此电子称为俄歇电子（auger electron）。

（四）γ 衰变

γ 衰变是伴随其他衰变而产生的。上述四种衰变形成的原子核可能处于激发态，当原子核由激发态向基态跃迁时以 γ 射线的形式释放出能量，此过程称为 γ 衰变，又称 γ 跃迁（γ Transition）。γ 衰变后原子核质量数和原子序数均不变，只是能量状态改变，所以又称同质异能跃迁（isonmeric transition，IT）。

其衰变反应式可表示为：

$$^{Am}_{Z}X \rightarrow {}^{A}_{Z}X + \gamma$$

例如：

$$^{99m}_{43}Tc \rightarrow {}^{99}_{43}Tc + \gamma$$

γ 光子为高低能级之差，本质为不带电的光子流，能量单一。其电离能力较 α、β 射线弱，穿透能力强，在核医学中主要用于单光子显像。

原子核由激发态回到低能态时，不一定发射 γ 光子，也可把激发能直接传给核外电子，使它脱离原子成为自由电子，这种现象称为内转换（internal conversion），放出的自由电子称为内转换电子。内转移电子脱离原子后，会留下空穴，随后也能发生与电子俘获一样的情况，即伴随有特征 X 射线和俄歇电子产生。

二、核衰变规律

放射性核素的衰变并非所有原子核在瞬间同时进行，而是随机、自发完成的，但所有放射性核素的衰变均遵循随时间变化按指数衰减的规律。表示为以下公式：

$$A = A_0 e^{-\lambda t}$$

A_0 为初始放射性活度，A 为经过 t 时间后的放射性活度。λ 为衰变常数（decay constant），即每个原子核在单位时间内衰变的概率，它是反映核素衰变速度的特征性参数。不同放射性核素有不同的衰变常数。

λ 与半衰期 $t_{1/2}$ 的关系式：

$$\lambda = 0.693\, t_{1/2}^{-1} \text{或} \lambda\, t_{1/2} = 0.693$$

上式可以改写成：

$$A = A_0 e^{-\lambda t} = A_0 e^{-0.693\, t_{1/2}}$$

按照此衰变公式可计算出任何一种放射性核素经历任何时刻的放射性活度。但如果核素衰变后生成的子核也是放射性核素，由于子核在衰变的同时又不断产生，因此其衰变规律有所不同，称之为递次衰变。

⊕ 知识链接

递次衰变

前面讨论的只是单一存在的放射性物质所遵从的放射性衰变规律。现在考虑的是从某一放射性核素如母核衰变成子核的规律。母核的衰变规律仍然是指数规律。由于子核衰变数量变化的复杂性，通常只研究初始时刻子核的活度为 0 时的几种特定的衰变情况。

1. 长期平衡　出现在母核的半衰期比子核的长得多（100～1000 倍）的情况下，子核的活度从 0 不断上升，最后等于母核的活度。

$$A_2 = \frac{k\lambda_2}{\lambda_2 - \lambda_1} A_1^0 \left(e^{-\lambda_1 t} - e^{-\lambda_2 t} \right) + A_2^0 e^{-\lambda_2}$$

2. 暂态平衡　出现在母核的半衰期比子核的长不太多（10～100 倍）的情况下，子核的活度由 0 不断增加，一定时间后子核的活度超过母核；子核活度达到最大值后就开始按母核的衰变规律衰变，此时称为暂态平衡。

其中 A_2 为子核在 t 时刻的活度，k 为母核衰变为子核的分数，若母核衰变只有一种途径，则 $k=1$，λ_1 和 λ_2 分别为母核和子核的衰变常数。

三、半衰期

（一）物理半衰期

物理半衰期（$t_{1/2}$）指放射性活度因核衰变而减少到原有的一半所需要的时间。如 ^{131}I 的 $t_{1/2}=8.04\mathrm{d}$；^{99m}Tc 的 $t_{1/2}=6.02\mathrm{h}$ 等。

（二）生物半衰期

生物半衰期（t_b）指由于生物代谢作用，放射性核素从生物体内排出一半所需要的时间。

（三）有效半衰期

有效半衰期（t_{eff}）指生物体内的放射性核素由于生物代谢从体内排出和物理衰变两个因素共同作用使放射性活度减少原有一半所需要的时间。$t_{1/2}$、t_b 及 t_{eff} 三者的关系如下：

$$t_{eff} = t_{1/2} t_b \big/ (t_{1/2} + t_b)$$

四、放射性活度

（一）放射性活度的概念和单位

放射性活度（radioactivity）指单位时间内原子核发生衰变的次数。放射性活度的国际制单位是贝克勒尔（Becquerel，Bq），简称贝克，1 贝克表示每秒发生一次核衰变，即 1（Bq）= 1（计数/秒）。放射性活度的旧制单位是居里（Curie，Ci），1 居里表示每秒发生 3.7×10^{10} 次核衰变。居里和贝克的换算关系是：

$$1Ci = 3.7 \times 10^{10} Bq$$

居里的单位较大，对于核医学常使用的放射性核素的活度不方便计算，所以工作中通常使用较小的单位，如毫居里（mCi）、微居里（μCi），其与贝克的换算公式是：

$$1mCi = 3.7 \times 10^7 Bq = 37\ MBq = 1000 \mu Ci。$$

（二）计数

计数（count）与核衰变容易混淆，计数是盖革计数器所记录的单次衰变的数量。核医学中应用的大多数探测器只能探测到一小部分衰变，其主要原因是部分衰变的方向远离探测器。计数率反映了一定时间内探测器所探测到的计数（通常为每分钟）。在所有条件都相同的情况下，计数率与放射性活度是呈正相关的，且间接反映了放射性活度

（三）放射性比活度与放射性浓度

放射性比活度（specific radioactivity）是指单位质量（或单位摩尔）物质中含有的放射性活度，简称比活度。常用单位是：Bq/mg、Bq/mmol。放射性浓度（radioactive concentration）是指单位体积溶液中含有的放射性活度。常用单位有 Bq/L 或 Bq/ml 等。

第三节　核射线与物质的相互作用

当射线进入物质时，射线的特性以及物质的组成会影响二者间的相互作用。射线与物质相互作用时产生的各种效应是进行核医学显像、核素治疗、辐射防护等的物理学基础。

一、带电粒子与物质的相互作用

（一）电离

带电粒子和物质原子中的电子发生相互作用，使轨道电子获得足够的能量脱离原子，形成自由电子的过程称为电离（ionization）。带电粒子在单位路程上产生电子 – 离子对的数目称为电离密度，反映带电粒子的电离能力。

（二）激发

激发（excitation）是指壳层电子获得能量比较小，由低能级轨道跃迁到较高能级轨道上去的现象。激发态的原子不稳定，在退激时以释放光子或热量的形成回到稳定的基态。电离和激发是探测器探测射线的基础。

（三）韧致辐射

高速带电粒子通过物质时，在原子核电场的作用下速度急剧减低，运动方向发生偏转，部分或全部动能以 X 射线的形式发射出来，这种现象称为韧致辐射（bremsstrahlung）。韧致辐射产生的能量随带电粒子能量增加而增大，和带电粒子的质量成反比，和通过物质原子序数的平方成正比。

（四）散射

带电粒子通过物质时，受到原子核库仑场的作用而改变运动方向的现象称为散射（scattering）。只改变运动方向而能量保持不变称为弹性散射，如散射角度呈 90° 称为反散射。伴有能量损失的称为非弹性散射。β 粒子轻，运动轨迹为曲线，散射明显。散射对射线的测量和辐射防护有一定影响。

（五）湮灭辐射

β⁺粒子（正电子）穿过物质时在其中运动一定的距离，当其能量全部耗尽后可与物质中的自由电子结合，转化为两个方向相反，能量各为 0.511MeV 的光子而自身消失，这一过程称为湮灭辐射（annihilation）。

（六）吸收

带电粒子通过物质时与物质相互作用，能量全部耗尽，射线不复存在，称吸收（absorption）。吸收前所行经的路程称为射程。

二、γ光子与物质的相互作用

（一）光电效应

γ光子与物质原子中的内层电子相互作用，将能量全部转移给电子，使之脱离原子束缚成为光电子发射出去，γ光子则消失的过程称为光电效应（photo electric effect）。光电效应主要出现在原子序数较高物质的反应中。

（二）康普顿效应

γ射线与物质原子核外的电子发生非弹性碰撞，入射光子将部分能量转移给电子，使之脱离原子飞出，而入射光子损失能量并改变运动方向，此过程称为康普顿效应，又叫康普顿散射（Compton scattering），释放的电子被称为康普顿电子。康普顿效应主要出现在原子序数较低物质的反应中。

（三）电子对生成

当能量大于 1.022MeV 的 γ光子通过物质时，在原子核库仑场的作用下，γ光子本身消失，生成一个负电子和一个正电子（即一对正负电子对），此过程称为电子对生成（pair production）。

简述题

1. 元素、同位素、核素、同质异能素、放射性核素的概念是什么？
2. 简述常见的核衰变类型和放射性核素的衰变规律？
3. 简述物理半衰期、生物半衰期和有效半衰期的概念，以及三者之间的关系。
4. 放射性活度、放射性比活度、放射性浓度的概念是什么？
5. 核射线与物质的相互作用包括哪些内容？

（柳江燕）

书网融合……

本章小结　　　　　　微课　　　　　　题库

第三章　放射性药物 e微课

PPT

📖 学习目标

1. **掌握**　放射性药物的概念、特点及分类；放射性药物质量控制的基本内容。
2. **熟悉**　熟悉放射性药物中核素的来源。
3. **了解**　放射性药物使用原则、不良反应及其防治。
4. 学会核医学诊疗中常用的放射性核素类型。

放射性药物（radiopharmaceutical）是核医学持续发展的源泉，放射性药物的发展为核医学提供新的诊疗手段，而核医学在临床和基础研究中遇到的问题也对放射性药物提出了更高的要求，促使人们对放射性药物不断探索创新，已形成了一门独立的分支学科——核药学（nuclear pharmacy）。

第一节　放射性药物的基本概念、特点及分类

一、基本概念

放射性药物是指含有放射性核素，提供临床诊断和治疗应用的一类特殊药物。放射性药物可为临床疾病早期的功能及代谢诊断、治疗提供新的方法和手段。

放射性药物可以是放射性核素单质（如^{133}Xe），或者是其简单的无机化合物（如$Na^{99m}TcO_4$、$Na^{131}I$），但大多数是由放射性核素和非放射性被标记物质（简称配体）两部分组成。配体包括有机化合物如双半胱乙酯（ECD）等、生物制品（多肽、激素、单克隆抗体等）、血液制品（红细胞、白细胞、血小板等）、抗生素等。

二、放射性药物的特点

1. 具有放射性　放射性药物是利用放射性核素标记的一类特殊药物，在使用过程中如若操作不当会对人体产生辐射生物效应。在制备或生产、运输、储存、使用过程中，须严格按照国家相关法律、法规进行管理；制备或生产、使用过程中所产生的液体、气体和固体废弃物等，均必须按照放射性废物进行处理，以免对人体产生危害和（或）对环境带来放射性污染。

2. 不具备或弱药理作用　放射性药物主要利用放射性核素发出射线起示踪或治疗作用，一般不具备普通药物的药理作用。

3. 不恒定性　放射性药物中的放射性核素有其固定的半衰期（如^{15}O半衰期约为2.1分钟、^{13}N半衰期约为9.9分钟、^{11}C半衰期约为20.4分钟、^{18}F半衰期约为110分钟），不仅放射性活度随时间延长而不断减少，而且药物本身也不断变化。因此，在放射性药物的购买、运输、储存和使用时间等方面，应考虑这一特性，尤其短半衰期核素，必要时需对使用剂量做衰减校正。

4. 辐射自分解效应　放射性药物中的放射性核素，衰变时发出的射线直接作用于药物本身，导致药物分子的化学结构发生改变，或引起其生物活性减退或丧失，从而使放射性药物在体内的生物学行为

发生改变，此即为辐射自分解。放射性浓度或比活度越高，辐射自分解效应越显著。

5. 化学用量少　放射性药物的一次用量通常在 μg 或 mg 级别，因此几乎不存在由于药物在体内的蓄积而导致的化学危害问题。

三、放射性药物的分类

放射性药物的分类通常按照临床核医学的用途分为诊断用放射性药物和治疗用放射性药物两大类；按照使用方法分为体内放射性药物和体外放射性药物；按放射性核素的物理半衰期可分为长半衰期、中等半衰期、短半衰期和超短半衰期放射性药物；按辐射类型可分为单光子、正电子、β 粒子、α 粒子等放射性药物；按放射性核素的来源可分为加速器生产的放射性药物、反应堆生产的放射性药物、核素发生器生产的放射性药物等；按药物性状或剂型可分为注射液、口服液、口服胶囊、气雾剂（气体、气溶胶）、胶体、颗粒悬浮制剂等。

1. 诊断用放射性药物　诊断用放射性药物按用途可分为脏器显像用药物（显像剂）和功能测定药物（示踪剂）两类。诊断用放射性药物可通过某种手段引入体内，以获取特定组织或器官的相关参数，从而对相关疾病进行诊断。诊断用放射性药物引入机体后，参与体内的某些代谢过程，临床利用核医学检测仪器通过测定脏器内放射性药物随时间变化的动态过程，以评价其功能。目前，诊断用放射性核素最常用的单光子放射性核素是 ^{99m}Tc，其他有 ^{67}Ga、^{111}In、^{123}I、^{201}Tl、^{75}Se、^{51}Cr 等；正电子放射性核素如 ^{18}F、^{11}C、^{13}N、^{15}O、^{68}Ga 等。

2. 治疗用放射性药物　治疗用的放射性药物主要由两部分组成，即载体和治疗用放射性核素。载体是指能将放射性核素载运到病变部位的物质，通常是小分子化合物或生物大分子，或某些特殊材料制成的微球或微囊等。

治疗用放射性药物大多具有较长的半衰期，其可发射 α、β 等粒子，选择性聚集在病变组织或其周围，利用电离辐射效应抑制或破坏病变组织，从而起到治疗作用。理想的体内治疗药物需要良好的物理特性和生物学性能，包括适合的有效半衰期、能量、射程及辐射生物效应等。目前以 β⁻ 粒子居多，如氯化锶［^{89}Sr］发射的 β⁻ 粒子，最大能量为 1.46MeV，骨组织中平均射程 3mm，$t_{1/2}$ 为 50.5 天，是理想的治疗用放射性药物；氯化镭［^{223}Ra］通过发射 α 粒子治疗骨转移，药物已被美国 FDA 和国家药品监督管理局（NMPA）批准上市。部分放射性核素在 β⁻ 衰变过程中释放能量适合的 γ 射线（100 ~ 300keV），可通过核医学仪器显示该放射性药物在体内靶部位的分布，从而起到诊疗一体化的作用，如 $Na^{131}I$、^{131}I - MIBG 等。

第二节　放射性药物中放射性核素的来源

一、核反应堆

原子核被具有一定能量的其他粒子或原子核撞击后转变为另一种原子核的物理过程称为核反应。核反应堆（nuclear reactor）是利用 ^{235}U（铀）或 ^{239}Pu（钚）为核燃料发生裂变产生的高通量中子流照射靶材料，吸收中子后的靶核发生改变，产生不稳定的放射性核素，它是获得医用放射性核素的主要来源。

二、回旋加速器

临床使用的生产医用放射性核素的加速器为回旋加速器（cyclotron），通过电流和磁场使轰击粒子（如质子、氘核、α 粒子）沿着环形路径加速，当加速到特定能量后轰击靶原子核引起核反应，得到的产物一般为短半衰期的缺中子核素，大都以电子俘获或发射 β^+ 的形式进行衰变，如 ^{11}C、^{13}N、^{15}O、^{18}F、^{67}Ga、^{64}Cu 等。回旋加速器生产某种放射性核素时，所有消耗都将计算到该核素中，故其生产成本较高（图 3-1）。

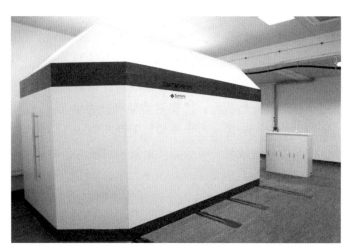

图 3-1　回旋加速器

三、核素发生器

放射性核素发生器（radionuclide generator）是一种从长半衰期的母体放射性核素中分离出较短半衰期子体核素的一种装置。临床上，可根据放射性母体核素特定衰变时间从装置中分离出子体核素，类似母牛挤奶，故称其为"母牛"。根据放射性子体核素的性质及用途，放射性核素发生器可分为单光子核素发生器（$^{99m}Mo - {}^{99m}Tc$ 发生器等）、正电子核素发生器（$^{68}Ge - {}^{68}Ga$ 发生器等）、治疗用核素发生器（$^{90}Sr - {}^{90}Y$ 发生器等）。

◈ 知识链接

裂变型和凝胶型 $^{99}Mo - {}^{99m}Tc$ 发生器

^{99}Mo 的来源若由反应堆辐照 ^{235}U 裂变产生，分离纯化后吸附于 Al_2O_3 色层柱上，衰变产生的 ^{99m}Tc 在 Al_2O_3 柱上吸附能力很弱，用生理盐水洗脱，即可得到 $Na^{99m}TcO_4$ 溶液。此时，裂变发生器需在无水的条件下衰变才能得到高的洗脱效率，故又称之为"干柱"。^{99}Mo 的来源若由反应堆辐照天然 ^{98}Mo 靶或富集 ^{98}Mo 靶产生，需用化学方法将 ^{99}Mo 制备成钼酸锆酰（$ZrOMoO_4$）凝胶，这种凝胶是一种具有开放结构的阳离子交换剂，$^{99m}TcO_4^-$ 很容易扩散出来，用生理盐水洗脱即可得到。此时，凝胶型发生器需要在有水的条件下衰变才能得到高的洗脱效率，故又称为"湿柱"。

四、核裂变产物分离提取

核燃料 ^{235}U 和 ^{239}Pu 发生核裂变后可分离提取出数种医用放射性核素如 ^{90}Sr、^{99}Mo、^{131}I 和 ^{133}Xe 等。

第三节　放射性药物的质量控制

质量控制（quality control，QC）是药品生产管理规范（Good Manufacture Practice，GMP）的一部分，

主要通过取样分析测试，对各个重要环节和最终制品的一些重要的质量指标进行检测，以检查各个环节和最终制品的质量是否达标。

一、物理鉴定

1. 性状　绝大多数的放射性药物是无色透明的，少数呈半透明状如^{99m}Tc–硫胶体，个别有颜色如邻^{131}I 马尿酸钠注射液为淡棕色液体。药品的外观性状的变化往往反映了药品质量的变化。一般在有防护措施的条件下，通过目视检查放射性药物的物理状态、颜色及有无异物、异常絮状物或沉淀等。

2. 放射性核素纯度（radionuclide purity）　是特定的放射性核素的放射性活度占放射性药物中总放射性活度的百分比。放射性药物中除了含有目标放射性核素外，还可能存在其他非目标放射性核素。如果放射性药物混有超标的放射性核素杂质，不仅给患者增加辐射危害，也会影响诊断。因此，需要严格控制其放射性核素纯度，并根据相关要求确定其限量。

3. 放射性活度（radioactivity）　是放射性药物的一个重要衡量指标，是某种放射性核素每秒的原子核衰变数。临床使用前必须使用放射性活度计测量其活度。放射性药物活度不足，会明显降低诊断质量或疗效，放射性活度过高则导致患者接受额外辐射剂量或治疗过度。比活度（specificactivity），是指单位质量的某种放射性物质的放射性活度。

二、化学鉴定

1. pH　特定的 pH 对维持放射性药物的稳定非常重要。放射性药物生产完成后，一般在 pH 的测定过程中，用精密 pH 试纸进行测定。但精密 pH 试纸需定期用标准缓冲溶液验证。

2. 放射化学纯度（radiochemical purity）　是指特定化学结构的放射性药物的放射性活度占总放射性活度的百分比，简称放化纯度。由于放射化学杂质可能对人体有害或者影响治疗效果和干扰诊断的准确性，因此一般要求诊断用放射性药品的放射化学纯度不低于90%，而治疗用药一般不低于95%。该指标是衡量放射性药物质量的最重要的指标之一，是常规质控项目。用于放化纯测定法有纸层析法、聚酰胺薄层层析法、快速硅胶薄层层析法、离子交换色谱法、高效液相色谱法以及凝胶电泳法。目前临床常用的是薄层层析法（thin–layerchromatography，TLC）或纸层析法（paperchromatography）。

3. 化学纯度（chemical purity）　是指特定化学结构化合物的含量，与放射性无关。过量的化学杂质存在可能对患者产生毒、副反应，或影响放射性药物的制备和使用，如^{99m}NaTcO$_4$淋洗液中铝离子含量不得超过$10\mu g/ml$，过多的铝离子可能会和^{99m}Tc 形成微胶体被肝、脾摄取影响显像质量。临床常用比色法来鉴定化学杂质。

三、生物学鉴定

生物学鉴定主要包括无菌、无热原、毒性鉴定和生物分布实验、药代动力学、内照射吸收剂量评估。

放射性药物必须是无菌、无热原。常用的方法是采用微孔滤过膜过滤法灭菌。其他灭菌方法如高压灭菌法、γ射线辐射消毒法以及环氧乙烷消毒法等。热原亦称为内毒素，是黏多糖或微生物代谢产生的蛋白，美国药典已采用细菌内毒素实验代替家兔法来检查热原，我国放射性药物相关指南也已全部采取细菌内毒素检查法。

放射性药物毒性包括被标记药物毒性和辐射安全性。被标记药物的一次性使用量很少，其化学毒性甚微，通常在获准临床应用前，已通过异常毒性及急慢性毒性试验。辐射安全性问题的评价指标是医用内照射剂量，其应用值要求符合国家有关法律法规的规定。

放射性药物体内生物学性能测定，是获准临床使用前必须进行的工作。动物实验及放射自显影对放射性药物的生物活性检测有重要价值。

> ⊕ **知识链接**
>
> ### 正电子类放射性药品质量质控指导原则
>
> 正电子类放射性药品，顾名思义指的是能发射正电子的放射性药品。其半衰期相对较短，因此临床使用前不可能对每一批药品都进行全项检验。
>
> 1. 对于半衰期大于20分钟的正电子类放射性药物（如^{18}F标记的药物），每批药物使用前应检验如下项目。
>
> 性状、pH、放射化学纯度、放射性活度或浓度，其他项目进行追溯性检验（边使用边检验）。
>
> 2. 对于半衰期小于或等于20分钟的正电子类放射性药物（如^{11}C、^{13}N、^{15}O标记的药物），将在同一天相同条件下制备的所有同品种制剂定义为一批，而在一天内每次制备的制剂称为亚批。对在相同条件下制备的第一个亚批用于质量控制，在制备其他亚批前，至少对如下项目进行质量检验：性状、pH、放射化学纯度、放射性活度或浓度，对其他项目进行追溯性检验。

第四节　放射性药物使用原则、不良反应及其防治

一、总原则

根据国家对辐射的相关法律法规要求，在生物药剂学与药代动力学、药效动力学、药物治疗学等理论指导下，结合现代新医学模式及伦理要求进行放射性药物的临床应用。

（1）在对患者施用放射性药物之前，首先要做出必要性判断，即权衡实行放射性药物诊治对于患者的利弊。

（2）在保证诊疗效果的前提下，尽可能减少放射性药物的放射性活度。

（3）采取必要的保护措施，在保证诊疗效果的同时，减少不必要的辐射损伤。

（4）如果有多种放射性药物可供诊疗选择时，应选用辐射吸收剂量最小者。

（5）尽量采用先进的设备进行检查，在提高诊断水平的同时，尽可能降低辐射损伤。

（6）对病情危重的患者可适当放宽限制；对儿童、妊娠期妇女、哺乳期妇女等患者，要从严考虑。

二、不良反应及防治

1. 不良反应　放射性药物的不良反应，是指注射了常规用量的放射性药物后，机体出现异常的生理反应。因使用不当造成的不良后果不包括在内。大多数不良反应与放射性药物本身无关，而是机体对放射性药物中的某种化学物质（包括细菌内毒素）的一种反应。放射性药物的不良反应发生率很低，平均约0.02%，主要为变态反应，其次为血管迷走神经反应，少数为热原反应。症状在用药后即刻至数小时内发生，多数不良反应可自行缓解。

2. 防治措施　应以预防为主，医务人员应熟悉放射性药物的不良反应，掌握处置原则。了解患者有无过敏史，注射前进行必要的解释和宣讲。注射室和检查室应备有急救箱和给氧装置，备有常用的急救药品并及时更新。出现荨麻疹、水肿等症状时，及时进行抗过敏治疗；热原反应按常规处理；出现休

克时，立即使用肾上腺素进行救治，必要时静脉滴注氢化可的松。医务人员应掌握基本的心肺复苏技术，一旦出现不良反应积极施救并及时请相关科室协同救治。

简述题

1. 简述放射性药物的定义、分类及其特点。
2. 说明医用放射性核素的主要来源。
3. 简述放射性药物质量控制的基本要点。

（戴儒奇 王 旭）

书网融合……

本章小结　　　　　　微课　　　　　　题库

第四章 核医学仪器 微课

PPT

📖 学习目标

1. **掌握** 放射性核素探测仪器的基本构成。

2. **熟悉** 核医学仪器分类、常用仪器 SPECT、PET 的工作原理及不同点、图像融合技术应用的意义。

3. **了解** 核医学仪器探测、显像原理及脏器功能测定仪、放射性活度计及个人剂量仪等常用的核医学设备的用途。

4. 学会区分不同核医学影像诊断项目对应的检测仪器。

核医学仪器是指在核医学诊疗中能够探测并显示各种放射性核素在体内分布、功能代谢及动态变化的仪器，它是核医学工作中最基本的工具，包括各种放射性探测仪、显像仪、脏器功能测定仪、放射性剂量监测仪、辐射防护仪及放射性核素制备、储存与分装的仪器。其中核医学显像仪器是整个核医学诊治过程中最重要的仪器，常由两大部分组成，即放射探测器（radiation detector）及将脉冲电信号进行放大、分析、记录和显示的电子装置。探测放射性核素的方法和仪器有很多，但基本原理都是基于射线与物质的相互作用，如：电离作用、光电效应、荧光现象、感光作用等。由于核医学成像具有敏感性高、特异性强、安全性好及不干扰正常生理等特点，并且能够很快获得全身分子功能显像，同时结合现代常规影像学检查，实现了分子水平解剖与功能显像的融合。近年来多模态分子影像融合技术的快速发展，核医学显像仪器也有了很大的改进，比如 SPECT/CT、PET/CT、PET/MR 等；这些仪器的诞生很大程度推动了核医学学科的进步，提升了临床综合诊疗的水平。本章将重点介绍核医学显像仪器的相关内容。

第一节 核素显像仪器的基本结构、原理

一、γ照相机

γ照相机（γ camera）是核医学最基本的显像仪器，由探头（包括准直器、晶体和光导、光电倍增管等）、脉冲幅度分析器、信号分析及数据处理系统、显示及成像系统组成（图 4-1）。

γ照相机的探测原理也是其他核素显像仪的基本原理：引入人体的放射性核素发出的 γ 射线→晶体→荧光→光电倍增管光阴极→光电效应→光电倍增管光阳极→电脉冲→放大器→经计算转换成位置信号及能量信号→计算机处理→二维影像（图 4-2）。

γ照相机为二维平面显像，是功能显像。γ照相机可进行静态及动态平面采集，因为 γ 照相机可以贴近体表，因而对于乳腺和甲状腺内结节的功能诊断更有优势。

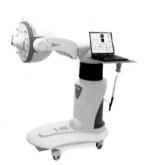

图 4-1 γ 照相机

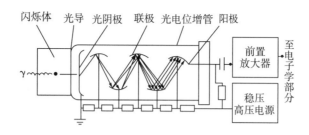

图 4 - 2　γ照相机探测器内部构造模式图

二、SPECT 及 SPECT/CT

1. SPECT　单光子发射计算机断层显像仪（single - photon emission computed tomography，SPECT），是 γ 照相机与电子计算机技术相结合的产物，它的数字化程度更高，并增加了探头的旋转装置及断层图像重建软件系统。探头能围绕躯体旋转 360°或 180°，从多角度、多方位采集（图 4 - 3），获得一系列任一角度的平面投影像，再通过图像重建和处理，获得横断面、冠状面和矢状面的断层影像。SPECT 按探头数目分为单探头、双探头和三探头。SPECT 可进行静态、动态、断层、全身、门控采集。

2. SPECT/CT　为了弥补 SPECT 图像解剖定位信息不足的缺陷以及对 γ 光子进行精确的衰减校正，在 SPECT 上加装了 X 线 CT 系统。一种做法是在 SPECT 探头机架上安装一个简单的 X 线球管，对侧安装探测器。另一种做法是在 SPECT 机架后再并排安装一个多排螺旋 CT（图 4 - 4）。SPECT/CT 具有 SPECT 和 CT 双重功能，一次显像可得到 SPECT、CT 及两者融合的图像。SPECT/CT 可用于全身各个系统疾病的诊断，在全身骨显像、心肌灌注断层显像、肾动态显像、甲状腺显像等都有较高的临床应用价值。

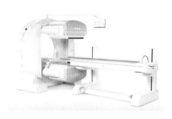

图 4 - 3　双探头 SPECT

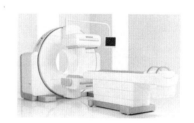

图 4 - 4　SPECT/CT

三、PET、PET/CT、PET/MR

1. PET 的显像原理及基本构造　将构成机体基本元素的正电子核素（^{11}C，^{13}N，^{15}O，^{18}F）标记上葡萄糖、氨基酸、核酸、配体等形成显像剂，然后注入体内，通过 PET、PET/CT 及 PET/MR 在体外无创、动态地观察这些物质进入体内的生理、生化改变，从分子水平显示活体的物质代谢、细胞增殖、受体分布、血流灌注及脏器功能等信息，并可进行定量分析，有助于疾病的早期发现及早期诊断；因此，它们也被称为"活体生化显像"。PET 是目前最有前途的影像设备之一，是核医学发展的里程碑。

PET 即正电子发射计算机断层显像仪（positron emission tomography，PET），主要由探测系统、电子学电路、计算机数据处理系统、扫描机架、图像显示和同步扫描床组成，其中探测系统是 PET 的最重要的组成部分，包括晶体、光电倍增管、电子准直、符合线路和飞行时间技术。

引入活体后的放射性核素发射的 β^+ 粒子，在体内湮没辐射后发出两个方向相反、能量均为 511 KeV 的 γ 光子，被探测器接收（图 4 - 5），并按不同的角度分组，就得到各个角度的投影。通过置换成空间位置和能量信号，经计算机处理重建出示踪剂在体内的三维断层影像。

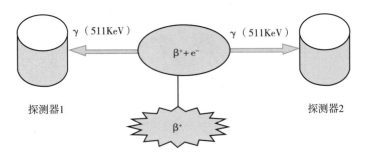

图4-5   PET成像原理示意图

2. PET/CT的基本构造及应用优势   PET/CT是将PET和CT有机融合在一起的一体化的影像检查设备（图4-6）。1998年，第一台专用PET/CT的原型机安装在匹兹堡大学医学中心，将CT图像转入PET计算机内为发射扫描数据提供衰减校正（attenuation correction），然后获得PET和CT两者的融合图像，该技术实现了衰减校正与同机图像融合，可同时获得病变部位的代谢状况及精确解剖结构的定位信息，通过优势互补，产生了"1+1>2"的效果。PET/CT的出现推动了分子核医学的快速发展，在肿瘤方面的应用很有优势，主要用于肿瘤的分期、疗效的监测、寻找肿瘤原发灶等。

3. PET/MR的基本构造及应用优势   PET/MR是PET和MR融合为一体化的影像检查设备（图4-7）。MRI与CT相比，具有更好的软组织对比度，能够多参数、多功能成像，并且无电离辐射。PET/MR的问世，提高了对神经系统、心血管系统及肿瘤等疾病的诊断及疗效监测的准确性，尤其在脑功能研究方面也具有很大的优势。PET/MR是目前最先进、最理想的影像融合设备。

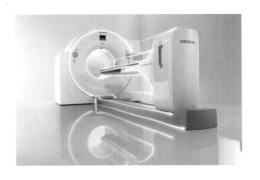

图4-6   PET/CT

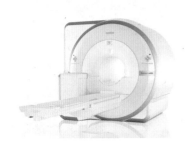

图4-7   PET/MR

四、小动物 PET/SPECT/CT 系统

在新药研制的动物实验阶段，核医学成像技术，包括单光子发射断层成像系统（SPECT）和正电子发射计算机断层成像系统（PET），可以在体外无损地跟踪药物在动物体内的代谢过程，从而提高药物研发的效率、缩短新药研发的周期。

小动物PET是目前被广泛应用于药物研究的分子显像设备，不仅可以观测活体动物的生理代谢过程，同时可以突破基因学、医学研究和药物研发中的障碍，还涉及了多学科的应用研究，包括生物学、化学、心脏病学、遗传学、基因组学、免疫学、神经病学、核医学、肿瘤学、药理学、放射学等。与临床核医学成像设备的应用一样，分子核医学的研究除了需要进行功能显像外，最好有相应的解剖图像进行融合和空间定位。小动物PET/SPECT/CT系统很好地将这三种成像设备整合在一起（图4-8），起到"1+1+1>3"的作用。

因此，小动物核医学成像设备系统在动物模型和临床研究之间架起了一座桥梁。

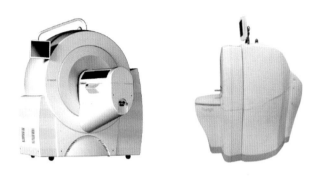

图 4 - 8　小动物 PET/SPECT/CT 系统

第二节　脏器功能测定仪

一、甲状腺功能测定仪

甲状腺功能测定仪简称甲功仪，该仪器是一个单探头的测量装置，主要由准直器、γ 闪烁探测器、光电倍增管、前置放大器及定标器或计算机组成。

甲功仪主要用于测定甲状腺吸碘率，评价甲状腺摄碘功能。

二、肾功能测定仪

肾功能测定仪又称肾图仪，由两套相同探头、计数率仪和一套自动平衡记录仪组成。

肾图仪主要是通过记录、分析左右肾脏聚集和排泄放射性药物的时间 - 放射性曲线（即肾图），评价上尿路通畅情况及分肾功能等。

第三节　常用体外样本测量仪及辐射剂量监测仪器

一、常用体外样本测量仪

1. γ 闪烁计数器　γ 闪烁计数器是由 γ 射线探测器和后续电子学线路组成。探测器由闪烁光导及光电倍增管组成（图 4 - 9）。后续电子学线路有放大器、单道或多道脉冲幅度分析器、定时计数器、打印机、电子计算机等。它用于体外放射分析样本的自动测量和数据处理。

2. 手持式 γ 射线探测器　手持式 γ 射线探测器主要由探头和信号处理显示器两部分组成。探测原理与 γ 照相机相同。其用于探测前哨淋巴结，指导手术清扫转移的淋巴结。

3. 放射性活度计　放射性活度计（radioactivity calibrator）是用于测量放射性药物或试剂中所含放射性活度的一种专用放射性剂量仪器。医疗常用的是电离室型活度计，主要由探测器、后续电路、显示器等组成（图 4 - 10）。

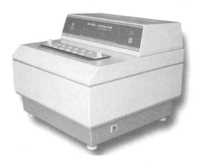

图 4 - 9　γ 闪烁计数器

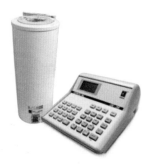

图 4 - 10　放射性活度计

二、辐射防护剂量监测仪器

1. 表面污染监测仪　用于检测放射性工作场所的工作台面、地面、墙壁以及工作人员体表、衣裤、鞋等有无放射性沾染及沾染的程度（图 4 - 11）。

2. 工作场所剂量监测仪　用于放射性工作场所辐射剂量监测，分为便携式和固定式两类。两类仪器的探测原理基本相同，可以检测 α、β、γ 等放射性污染情况（图 4 - 12）。

3. 个人剂量监测仪　是用于监测个人受照剂量的仪器，由于射线探测器体积小，可佩戴在身体的适当部位。个人剂量监测仪包括笔式剂量仪、胶片剂量仪和热释光剂量仪。

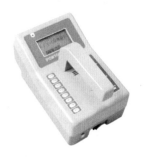

图 4 - 11　表面污染监测仪

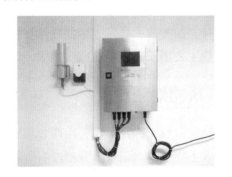

图 4 - 12　工作场所剂量监测仪

第四节　核医学仪器质控

质量控制是核医学仪器质量保证的重要手段，主要包括性能指标检测，常规维护、预防维护等。下面只简单介绍几种常用仪器的质控内容（表 4 - 1）。

显像仪器的质控包括日质控、周质控、月质控（季质控）、年度质控。年度质控由有资质的第三方检测机构进行质检，每年 1 次。常规维护中对机房的温湿度有一定要求，温度范围为 20 ~ 25℃，湿度范围为 30% ~ 70%。

表 4 - 1　常用的几种仪器质控内容

SPECT	PET	CT	MRI
固有空间分辨率	总体性能测试	加权 CT 剂量指数	共振频率
系统空间分辨率	散射分数	容积 CT 剂量指数	磁场均匀性
固有泛源均匀性	计数率特征	剂量长度积	射频翻转角的准确性
固有能量分辨率	计数丢失及随机符合校正精度	CT 值均匀性	涡流补偿

续表

SPECT	PET	CT	MRI
固有空间线性	散射校正精度	CT 值线性	梯度场强度校准
系统平面灵敏度	衰减校正精度	密度分辨率	信噪比
计数率特征		空间分辨率	均匀度
全身扫描空间分辨率		纵向分辨率	空间分辨率
旋转中心		图像噪声	线性度
总体性能			层面几何特征性参数

　　SPECT/CT、PET/CT 和 PET/MR 的质控除 SPECT、PET、CT 和 MR 的质控，还需加以二者的配准精度检测。

　　活度计的质量控制包括强制检定和常规质控。强制检定必须由有资质的单位进行，每两年 1 次，内容包括重复性和稳定性等。常规质控内容包括本底测量、精度测量、线性测量等。

简述题

1. 放射性核素显像仪器基本结构、原理。
2. 核医学主要显像仪器的特点及不同。
3. 多模态影像图像融合技术的临床意义。

（张　俊　白　侠）

书网融合……

本章小结

微课

题库

第五章　放射防护

PPT

学习目标

1. **掌握**　放射防护的基本原则及外照射防护原则。
2. **熟悉**　电离辐射生物效应分类及影响因素，放射性废弃物的管理与处置方法。
3. **了解**　核医学检查和治疗中应注意的问题。
4. 学会辐射防护的原则及基本措施，具备在工作中个人防护的能力。

放射防护（radiological protection）是研究电离辐射对人体健康的影响，进而制定卫生防护原则和措施，保护人类（可指全人类、其中一部分或个体成员以及他们的后代）尽量少受乃至免受电离辐射危害的一门应用性学科。有时亦指保护人们远离电离辐射危害的要求、措施、手段和方法。

第一节　作用于人体的电离辐射

一、天然本底辐射

生活在地球上的人们随时随地不可避免地接受着各种电离辐射的照射，此类照射称为天然本底辐射（natural background radiation），简称为天然本底。天然本底辐射主要包括以下三部分内容。

1. 宇宙射线　是指从外太空进入大气层的高能粒子流，包括质子、中子、介子、电子和光子等。此类射线对人群的照射剂量率与海拔高度有关，海拔越高，则接受的辐射剂量越大。

2. 宇生放射性核素　是指宇宙射线与高层大气和地球表层中的原子核相互作用时的产物，主要有 ^3H、^7Be、^{14}C 和 ^{22}Na 等。

3. 原生放射性核素　是指自地球存在以来就存在于地壳表面上岩石、土壤、大气、水乃至包括人体在内的生物组织和植物组织中的放射性核素。其中对人体照射影响较大的原生放射性核素有铀系、钍系和锕系所属的核素（含氡气、钍射气等）及 ^{40}K 和 ^{87}Rb 等。

根据联合国原子能辐射效应科学委员会 1993 年报告，天然照射对于成人所致的年有效剂量为 2.4mSv，其中氡气及子体的内照射为 1.3mSv。

有些地区由于地表层含有较高的天然放射性核素，其天然本底水平明显高于正常地区，该地区称高本底辐射地区。

二、人工辐射

人类除受到天然本底辐射外，随着核技术的快速发展，还经常受到人工辐射源的照射，此类照射称为人工辐射（artificial radiation）。根据对环境的影响可将人工辐射源分为两类。

1. 核能与核燃料循环的人工辐射源

（1）核试验产生的放射性落下灰，可造成局部地区，乃至全球性的放射性污染。

（2）核动力或生产和使用放射性核素的企业、部门排放的放射性废水、废气和固体废物，其污染程度与排放的数量、组成、排放方式和净化处理程度等密切相关。

2. 核技术应用的人工辐射源

（1）医学、工农业及科研部门使用的各种电离辐射装置，如 X 线机、CT 仪、加速器等。

（2）封闭型辐射源，指包被在金属或其他物质外壳中的放射性核素，在正常情况下不向环境扩散的电离辐射源，如^{60}Co 源，^{60}Co 治疗机，中子发生器，γ 探伤机，β 测厚仪等。

第二节　电离辐射的生物学效应

一、确定性效应与随机性效应

为了研究辐射生物学效应发生、发展的规律，进而更好地进行辐射防护，需要对辐射生物学效应进行分类，按效应发生、发展规律的性质可分为确定性效应和非确定性效应（即随机性效应）。

确定性效应是指效应的严重程度与剂量大小密切相关的效应，它存在剂量阈值，即剂量在阈值以下时效应不会发生，例如辐射性白内障、皮肤放射损伤和辐射致不孕症等。当成年男性受到一次约 6Gy 的急性照射，就将导致永久不育。

随机性效应通常指效应的发生概率与剂量当量之间呈线性关系，而该效应的严重程度与剂量大小无关。一般认为它不存在剂量阈值，如辐射遗传效应和辐射致癌效应。

⊕ **知识链接**

近期效应和远期效应

按辐射生物效应出现的时间早晚，可将电离辐射对人体的有害效应分为近期效应和远期效应。近期效应的症状可发生在受照射后几分钟、几小时或者几天内，如造血器官的损伤、消化系统的损伤及中枢神经系统的损伤，严重者可在数小时或数天内死亡。远期效应的症状可出现在受照射后数年至数十年，如白血病、恶性肿瘤、遗传损伤等。

二、电离辐射生物学效应的影响因素

辐射生物学效应的影响因素很多，主要包括辐射相关因素、机体相关因素和环境相关因素。

1. 辐射相关因素

（1）辐射种类　电离辐射种类繁多，可分为高速带电粒子（α 离子、β 粒子、质子）及不带电粒子（中子、X 射线、γ 射线等）。虽然它们对生物体作用的原理是相同的，但各类射线的电离能力不同，对组织损伤的程度也存在差异（表 5-1）。

从外照射角度讲，相同种类的射线，其生物学效应取决于射线能量的大小。而对于内照射而言，各种核素在体内分布不同，其生物学效应更是迥异。

表 5-1　几种常见辐射的区别

项目 射线种类	波长	射程	穿透力	电离能力
α 粒子	—	最短	最弱	最强
β 粒子	—	较短	较弱	较强
γ 光子	最短	最长	最强	最弱
X 射线	略长于 γ 光子	略短于 γ 光子	略弱于 γ 光子	略强于 γ 光子

（2）辐射剂量　通常而言，辐射剂量越大，生物学效应越明显。然而，它们之间并不呈线性关系。

（3）剂量率与效应之间的关系　总的规律是辐射剂量率越大，生物学效应越显著。当辐射剂量率达到一定数值后，它与效应之间则不存在比例关系。

（4）辐射面积　一般来说，辐射面积越大，生物学效应越明显。当辐射面积超过体表面积的 1/2 或 1/3 以上时，才会导致全身性效应，否则只会引起局部效应。

（5）其他因素　在总辐射剂量及剂量率等照射条件相同的情况下，一次大剂量照射的生物学效应比多次小剂量照射的效应大；分次越多，则生物学效应越小；各次间隔时间越长，效应也越小。

外照射与内照射所致的效应也不同。外照射的效应不仅受辐射源本身特点的影响，还受辐射源与受照部位的距离、照射时间及屏蔽物性质、厚度等因素的直接影响。

2. 机体相关因素　在辐射条件完全相同的状态下，不同机体对辐射作用的反应亦不尽相同，这种机体反应的个体差异，称之为机体的辐射敏感性，它与以下诸多因素有关：不同组织器官和细胞的敏感性、个体敏感性以及生物种系的敏感性等。

3. 环境相关因素　温度、氧浓度、化学物质等因素都会在机体受照射时直接影响生物学效应。如温度效应、氧效应、防护效应或增敏效应。

第三节　辐射防护的原则和措施

一、放射防护标准

国际放射防护委员会（International Commission on Radiological Protection，ICRP）是致力于研究电离辐射防护的团体。国内制定的放射防护标准，现行的共有 153 项，包括国家标准 25 项、国家职业卫生标准 114 项、行业标准 14 项。表 5 – 2 及表 5 – 3 列举了部分核医学相关的国家标准及国家职业卫生标准。

表 5 – 2　部分国家标准

序号	防护标准名称	编号
1	放射性核素摄入量及内照射剂量估算规范	GB/T 16148 – 2009
2	外照射慢性放射病剂量估算规范	GB/T 16149 – 2012
3	临床核医学的患者防护与质量控制标准规范	GB 16361 – 2012
4	电离辐射防护与辐射源安全基本标准	GB 18871 – 2002

表 5 – 3　部分国家职业卫生标准

序号	防护标准名称	编号
1	职业性辐射性白内障的诊断标准	GBZ 95 – 2014
2	内照射放射病诊断标准	GBZ 96 – 2011
3	放射工作人员的健康要求及监护规范	GBZ 98 – 2020
4	放射性皮肤疾病诊断标准	GBZ 106 – 2002
5	核医学放射卫生防护要求	GBZ 120 – 2020
6	放射性核素敷贴治疗卫生防护标准	GBZ 134 – 2002

二、辐射防护的基本原则

1. 辐射实践的正当化　产生电离辐射的任何实践都要经过严密的科学论证，必须确认该项实践是值得进行的，亦即其所致的电离辐射危害明显小于社会和个人从中获得的利益。如果该实践是弊大于利的，就不应该采用。

2. 辐射防护的最优化　任何辐射实践应以辐射防护最优化为原则，用最小的代价获得最大的净利益，避免一切不必要的辐射，使一切必要的辐射保持在可合理达到的尽可能低的水平。

3. 限制个人当量剂量　在保证上述两项原则的同时，要保证个人所接受的当量剂量不超过规定的限值。

⊕ **知识链接**

个人剂量限值

放射工作人员的年剂量当量是指一年工作期间所受外照射剂量当量与这一年内摄入放射性核素所产生的累积有效剂量二者的总和。我国放射卫生防护基本标准（《电离辐射防护与辐射源安全标准》GB18871 - 2002）中，对放射工作人员的年有效剂量限值，采用了 ICRP 推荐规定的限值，见表 5 - 4。

表 5 - 4　个人剂量限值

	职业人员	公众
有效剂量	连续 5 年平均不应超过 20mSv/a	1mSv/a
年当量剂量	任一年不应超过 50mSv/a	任一年不应超过 5mSv/a
眼晶体	不得超过 150mSv/a	不得超过 15mSv/a
四肢（手足）或皮肤	不得超过 500mSv/a	不得超过 50mSv/a

特殊工作人员：16 ~ 18 岁的放射工作人员，除非为了进行培训并接受监督，否则不得在控制区工作。个人剂量限值：①年有效剂量为 6mSv；②眼晶体的年当量剂量为 50mSv；③四肢（手和足）或皮肤的年当量剂量为 150mSv。

ICRP 第 60 号出版物以辐射防护三原则为基础，进一步充实和发展了辐射防护体系。按此体系而制定一整套行之有效的监督管理办法，是做好放射防护的关键所在。

三、外照射防护的措施

1. 时间防护　外照射累积剂量与照射时间呈正比。因此，在保证工作质量的前提下，应尽量缩短照射时间，这称之为时间防护。在进行放射性操作前要进行严格的岗前培训，做到技术熟练，动作迅速，以减少受照时间；在剂量率较高的场所工作时，可由多人轮换操作，限制每人的操作时间，从而减少每个操作人员所接受的剂量；避免在放射源旁边作不必要的停留。

2. 距离防护　点状放射源对周围环境的辐射量，与距离平方成反比。距离增大一倍，辐射量则减少到原来的四分之一。因此，在不影响工作质量的前提下，尽可能远离放射源。操作放射源时尽量采用长柄器械、机械手或遥控装置，避免徒手接触放射源。在实际应用中常用的长柄夹子（图 5 - 1），可有效增加与放射源距离。

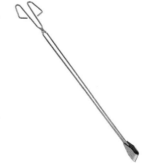

图 5 - 1　长柄夹子

3. 屏蔽防护　屏蔽防护是指借助于物体对射线的吸收、衰减，从而减少人体受照剂量的方法，在 PET/CT 机房与操作技师之间设立一面铅玻璃以及铅门（图 5 - 2）。选择屏蔽材料类型、厚度，除取决于射线种类和能量及工作时间等因素外，还需考虑射线与材料的相互作用。例如对β射线的屏蔽防护，必须考虑其与物质相互作用产生的轫致辐射，故在实际应用中常采用双层结构，内层为塑料、有机玻璃等低原子序数材料，外层为铁、铅等高原子序数材料。表5-5给出了不同辐射类型所需屏蔽材料选择的一般原则。屏蔽厚度根据放射源活度和能量计算。

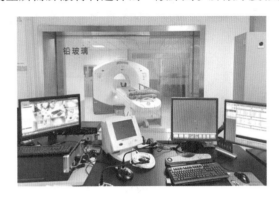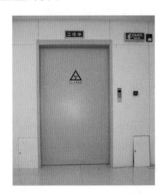

图5-2　屏蔽防护（铅玻璃和铅门）

表5-5　屏蔽材料选择的一般原则

射线类型	作用的主要方式	材料选择原则	常用屏蔽材料
α	电离、激发	一般低原子序数材料	纸、铝箔、有机玻璃
β	电离、激发、轫致辐射	低原子序数材料＋高原子序数材料	铝、有机玻璃、混凝土、铅
p、d、^{3}He	核反应产生中子	高原子序数材料	钽、钇等
X、γ	光电效应、康普顿效应、电子对效应	高原子序数材料、通用建筑材料	铅、铁、混凝土等
n	弹性、非弹性散射、吸收	含氢低原子序数材料、含硼材料	水、石蜡、混凝土、聚乙烯、碳化硼铝、含硼聚乙烯等

四、内照射防护的措施

1. 个人防护　个人防护的目的是尽可能防止放射性物质通过呼吸道、消化道、皮肤（包括伤口）进入体内。应该根据放射性工作场所的工作性质与级别配备相应的个人防护用品，如口罩、帽子、手套、工作服、工作鞋、围裙、袖套，必要时穿戴气衣和头盔（图5-3至图5-6）。工作人员必须正确使用放射性防护用品。严禁在放射性工作区域饮水、进食、吸烟及存放食物。尽量避免皮肤损伤者操作放射性物质。离开工作场所前要有效地清洗头面部及可能污染的部位，使其达到表面污染控制水平（表5-6）。

2. 安全制度　放射性操作场所应张贴放射性事故应急预案；严格按照放射性核素操作规程进行操作，进入放射性工作场所必须穿戴个人防护用品，然后根据放射性核素种类、活度及特性，采取相应的操作技术和程序；操作放射性气体或气溶胶时，必须在通风橱内进行操作；放射性废弃物应存放在指定的屏蔽废物桶内。

3. 事故处理　凡使用放射性核素的单位，均应有预防和处理一般事故的设施和器材。一旦发生放射性核素倒翻、泼洒、散落或容器破损，当事人应及时按照放射性事故应急预案流程处理，防止污染扩散造成不必要的损失，并立即向部门负责人、相关部门领导及保卫部门报告。

发现放射源丢失，应立即向有关部门领导及保卫部门报告，尽力组织力量查找，防止造成重大事故。

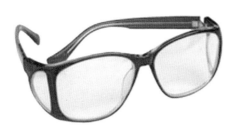

图 5-3　铅眼镜

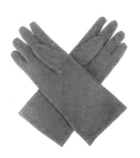

图 5-4　铅手套

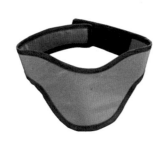

图 5-5　铅围脖

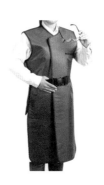

图 5-6　医用铅衣

表 5-6　部分核医学检查中成年患者所受的有效剂量（参考）

检查项目	药物	施用剂量	检查设备	mSv/MBq
全身肿瘤显像	$^{18}F-FDG$	$3.7\sim5.5MBq/kg$	PET/CT	1.9×10^{-2}
全身骨显像	$^{18}F-$氟化钠	$185\sim370MBq$	PET/CT	1.7×10^{-2}
全身骨显像	$^{99m}Tc-MDP$	单次最大使用量600MBq	SPECT	4.3×10^{-3}
肾脏显像	$^{99m}Tc-DTPA$	单次最大使用量300MBq	SPECT	4.9×10^{-3}
甲状旁腺显像	$^{99m}Tc-MIBI$	$185\sim370MBq$	SPECT	9.0×10^{-3}
甲状腺静态显像	$^{99m}Tc-$高锝酸钠	$74\sim185MBq$	SPECT	1.3×10^{-2}

⇒ 案例引导

临床案例　黑龙江省辐射环境监督站在监督检查中发现，某医院 PET/CT 中心 1 名药剂师 2010 年一季度个人累计剂量当量为 234.19mSv，二季度为 48.20mSv，四季度为 191.08mSv；1 名物理师 2010 年一季度个人累计剂量当量为 68.62mSv。

调查发现药剂师一季度合成 ^{11}C 药物时，合成模块排风发生故障，排风扇反转导致放射性气体富集，在此情况下仍继续工作 3~4 天；四季度合成 ^{18}F 药物时，药物输出管线两次出现断裂，在未采取有效措施下进行人工收集、过滤和分装药物，累计操作 3 小时；物理师个人剂量超标是由于滤膜先后几次出现堵塞、破裂，其徒手换滤膜，累计操作时间 1 小时。

讨论　分析事故的根本原因及总结经验教训。

简述题

1. 电离辐射生物效应对人体会产生什么影响？如何分类？
2. 放射保护的目的是什么？
3. 放射防护的基本原则是什么？
4. 内照射和外照射的主要防护措施有哪些？

（李素平）

书网融合……

本章小结　　　　　　微课　　　　　　题库

第六章 核医学示踪技术及核医学显像

PPT

📖 学习目标

1. **掌握** 放射性核素示踪技术及核医学显像的概念、原理。
2. **熟悉** 核医学显像类型和图像分析要点。
3. **了解** 核医学显像与其他影像技术比较的不同点。
4. **学会核医学显像原理。**

第一节 示踪技术原理、特点及类型

一、放射性核素示踪技术原理

所谓示踪（tracing）技术，就是为了显示特定物质的踪迹，在难以用直接检测方法观察某物质体内动态变化时，通常需要在该物质上引入示踪剂（tracer），通过检测该示踪剂，间接反映该物质的体内代谢规律。放射性核素示踪技术（radionuclide tracer technique）是核医学显像、核医学诊疗技术和研究的方法学基础，它是以放射性核素或其标记物作为示踪剂，应用射线探测的方法来检查其体内外存在状态，以研究示踪剂在生物体内或体外的分布及其变化规律。

⊕ 知识链接

放射性核素示踪技术的根本来源于二个特性

1. 同一性 即示踪剂和相应的非标记物具有相同的化学及生物学性质。如用放射性同位素^{131}I来研究稳定性同位素^{127}I的分布和生物学行为等。

2. 可测量性 示踪剂中的放射性核素发出各种不同的射线，能够被放射性探测仪器所测定或被感光材料所记录，从而进行精确的定性、定量及定位测量。

二、放射性核素示踪技术的特点

1. 灵敏度高 放射性核素示踪法一般可测出的水平为$10^{-14} \sim 10^{-18}g$。而目前最精确的化学分析水平不超过$10^{-12}g$，这对于微量的生物活性物质测量具有特殊价值。

2. 检测方法简单 采用各种类型的放射性探测仪器即可测量出示踪原子的数量，且不受其他非放射性杂质的干扰，因此，省略了许多复杂的分离、提纯步骤，也就减少了待测物化学量的损失。

3. 合乎生理条件 应用放射性示踪物，可使用低剂量（生理水平）来研究物质在整体中的变化规律。如给大鼠注射1mg的药理剂量碘，1小时后仅有5%～10%的^{131}I在甲状腺中固定，此剂量的碘大部分不能转变为有机碘化合物；而注射1μg以下的生理剂量的^{131}I时，大部分^{131}I在1小时以内浓聚，

$8 \sim 12$ 小时内几乎所有的 ^{131}I 都定量地固定于甲状腺，由无机 ^{131}I 转化为有机结合 ^{131}I，上述实验即可正确地反映甲状腺摄取碘的生理过程。

4. 定性、定量与定位　由于灵敏度高，化学量极少的示踪物质即可被探测器进行定量分析。采用核医学显像仪器如 SPECT/CT、PET/CT、PET/MRI 等可以探测放射性核素标记的示踪剂在体内脏器、组织或病灶的定位分布。用放射自显影技术可确定放射性标记化合物在动物组织体内或器官内的定位及定量分布，后一技术与病理组织切片技术结合起来可进行细胞水平的定位，与电子显微镜技术结合起来可进行亚细胞水平的定位观察等。

三、放射性核素示踪技术的类型

放射性核素示踪技术主要分为体内示踪技术和体外示踪技术两大类。体内示踪技术是以完整的生物机体作为研究主体，用于研究示踪剂在体内的吸收、分布、代谢、排泄等体内过程及其动态变化规律。体外示踪技术是以从整体分离出来的组织、细胞或体液等简单系统为研究对象，又称为离体示踪技术。在临床核医学中，放射性核素显像和功能测定是最常用的体内示踪技术。体外放射分析（in vitro radioassay）是最常用的体外示踪技术。

第二节　核医学显像原理、类型及图像分析

一、核医学显像原理

核医学显像，又称为放射性核素显像（radionuclide imaging），它是基于放射性核素示踪技术原理，利用能够选择性聚集在靶区（特定脏器、组织或病变）的放射性核素或其标记化合物，通过注射、口服或吸入等途径导入体内，然后用核医学显像仪器探测和记录放射性在靶区与邻近组织的浓度差，通过计算机成像技术即可显示出脏器、组织或病变的血流、功能、代谢、形态、位置和大小的一种显像技术。

用于显像的放射性核素或其标记化合物称为显像剂（imaging agent），不同脏器和目的的核医学显像需要不同的显像剂，不同的显像剂在相应脏器、组织和病变的选择性聚集的机制也不同，见表 6-1。

表 6-1　核医学显像机制及常用药物

显像机制	常用药物
细胞选择性摄取和清除，并参与生物体内代谢	^{131}I, ^{18}F - FDG, ^{201}Tl, ^{99m}Tc - MIBI, ^{131}I - 邻碘马尿酸, ^{99m}Tc - 硫胶体等
通过化学吸附和离子交换在组织脏器沉积	^{99m}Tc - MDP 等
以可溶性微粒的形式暂时性微血管栓塞	^{99m}Tc - MAA 等
特异性结合	^{99m}Tc - AFP, ^{99m}Tc - E$_2$ 等
生物区分布或一过性通过	^{99m}Tc - RBC
以气溶胶形式通透弥散	放射性气体 ^{133}Xe, ^{81m}Kr 或放射性气溶胶 ^{99m}Tc - DTPA

二、显像类型

（一）根据显像采集的射线种类

1. 单光子显像（single photon imaging）　显像剂中放射性核素发射 γ 光子，使用探测单光子的显像仪器（如 γ 照相机、SPECT）进行显像，是临床上最常用的核医学功能显像。

2. 正电子显像（positron imaging）　显像剂中放射性核素发射正电子，使用探测正电子湮没辐射发出的一对能量相等（511KeV）、方向相反的光子的显像仪器（如 PET、符合线路 SPECT）进行的显

像。正电子显像主要用于代谢、受体和神经递质显像。

（二）根据图像采集状态

1. 静态显像（static imaging）　指显像剂在脏器或病变部位的分布达到相对稳定的状态时，通过核医学设备采集显像剂分布的显像［图6－1A］。

2. 动态显像（dynamic imaging）　指连续采集显像剂在体内脏器或病变部位随血流运行、摄取、吸收、排泄的过程。如肝胆系统显像、肾小球滤过率测定、胃排空显像、唾液腺显像等［图6－1B］。

3. 多时相显像（multiphase imaging）　将动态显像和静态显像联合进行，如骨骼三相显像［图6－1C］。

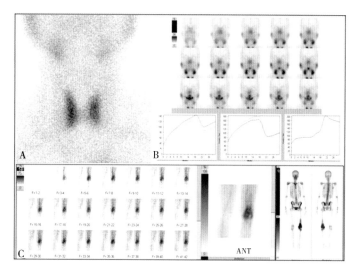

图6－1　甲状腺静态显像（A）、唾液腺显像（B）和骨骼三相显像（C）

（三）根据图像采集范围不同

1. 全身显像（whole body imaging）　显像剂引入体内后，进行全身采集，获取全身整体放射性分布信息的显像［图6－2A］。

2. 局部显像（regional imaging）　显像剂注射后，图像采集局限于身体某一部位或脏器。该显像方式应用范围较广［图6－2B］。

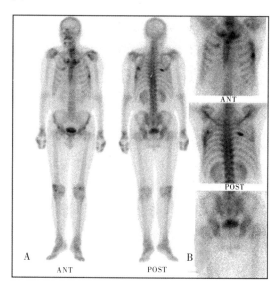

图6－2　全身骨骼显像（A）和局部显像（B）

（四）根据图像采集投影方式

1. 平面显像（planar imaging） 指将成像设备的探头置于体表一定位置，采集在探头投影方向上脏器放射性分布前后重叠而获得的二维影像［图6-3A］。

2. 断层显像（tomography） 指将SPECT探头绕体表进行旋转采集多剖面信息，或用PET在躯体四周同时进行三维信息采集，此影像经过处理可以获得靶器官或病变的横断面、冠状面和矢状面等断层图像及三维立体图像［图6-3B］。

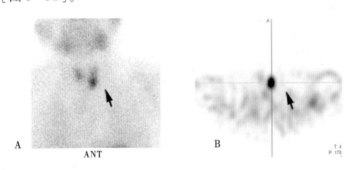

图6-3　甲状旁腺平面显像（A）和断层显像（B）

（五）根据显像剂摄取时机体状态

1. 静息显像（rest imaging） 指在受检者处于基础休息状态时，采集靶器官对显像剂的摄取和分布信息的显像，常与负荷显像匹配使用（图6-4）。

2. 负荷显像（stress Imaging） 指受检者在运动、药物介入状态下，采集靶器官对显像剂的摄取和分布信息的显像，用于探测静息显像不易发现的病变（图6-4）。

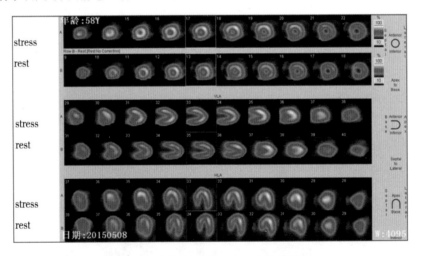

图6-4　静息和负荷心肌血流灌注显像

（六）根据病灶对显像剂的摄取能力

1. 阴性显像（negative imaging） 以病灶对显像剂摄取减少或无摄取为异常指标的显像方法，又称为"冷区"显像（cold spot imaging）［图6-5（A）］。

2. 阳性显像（positive imaging） 以病灶对显像剂摄取增加为异常指标的显像方法，又称为"热区"显像（hot spot imaging）［图6-5（B）］。

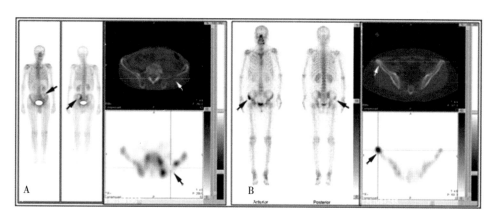

图 6 - 5　肿瘤骨骼转移灶 SPECT 显像
A. 阴性显像；B. 阳性显像

（七）根据图像采集的起始时间

1. 早期显像（early imaging）　指显像剂引入体内后 2 小时内进行的显像，主要反映脏器或病变的血流灌注、血管床和早期功能状态。

2. 延迟显像（delay imaging）　指显像剂引入体内后 2 小时以后或早期显像后延迟数小时、数天进行的再次显像。

以上显像方法分类是相对的，同一种显像方法从不同的角度出发，可以分成不同的类型。

三、核医学图像分析

核医学显像是根据不同目的选择不同的显像剂，以图像方式显示显像剂在体内的分布、摄取、代谢和排出过程，分析既要抓住显像原理辩证思维，考虑脏器结构、功能的普遍性和特殊性，同时要密切结合临床进行综合分析、判断。

（一）保证图像质量

高质量的图像是进行图像正确分析的前提，图像质量的基本要求是图像清晰、轮廓完整、对比度好、病变部位显示清楚、解剖标志准确以及图像失真度小等。这需要对核医学显像中显像剂和仪器设备的质控进行严格把关，患者准备、显像剂标记、注射、仪器的日常校正和维护、图像参数设置、图像采集、重建等每一环节需严格按照标准操作规范（standard operating program，SOP）进行，否则都可能造成伪影及影响图像分析质量。

（二）正常图像的分析

核医学图像中所表现出的脏器和组织的位置、形态、大小和放射性分布，都与该脏器、组织的结构、功能状态密切相关。平面显像与影像学平片类似，实质性脏器和组织的位置、形态、大小与该器官的体表投影非常接近，放射性分布情况取决于其组织厚度和对显像剂的摄取功能，一般呈均匀、对称性分布。对于断层和融合图像，掌握解剖结构尤其是断层解剖中各脏器的毗邻关系及部分常见变异至关重要，对特殊的断层显像如心肌显像中心脏的短轴、垂直长轴和水平长轴的断层方向和意义有效理解，在断层图像上也要从脏器正常的位置、大小、形态和放射性分布情况进行有效掌握。

（三）异常图像分析

临床上核医学显像最常用的是静态平面图像、动态图像、断层图像和融合图像等，分析的角度和思路各有侧重或不同。

1. 静态图像分析要点　与周围正常组织放射性分布情况相比，病灶的位置、大小、形态、放射性分布情况及多个病灶的分布规律（是否对称等），这些也是动态显像、断层图像及融合图像分析的共同点。

2. 动态图像分析要点　除了上述分析内容外，还应注意以下两点。①显像顺序：是否符合正常的血运顺序和血供水平，如肝血管瘤的血流灌注显像等；②时相变化：影像的出现或消失时间是否超出正常规律（影像出现时间延长、缩短或不显影等），主要用于判断受检器官的功能状态，如胆道闭锁的肝胆动态显像等。

3. 断层图像和融合显像分析要点　断层图像较平面显像具有更多的优势，可提供更大的信息量，断层图像（包括融合图像）的分析必须在充分掌握正常断层图像的基础上进行判断。异常的判断标准是连续两个以上层面出现放射性分布异常，并且在两个以上断面的同一部位得到证实。

简述题

1. 放射性核素示踪技术原理和特点？
2. 核医学显像的定义和类型？

（王　峰　王相成）

书网融合……

本章小结　　　　　题库

第七章　体外分析技术

📖 **学习目标**

1. **掌握**　放射性标记免疫分析的原理、基本方法和质量控制。
2. **熟悉**　非放射性标记免疫分析的类型与原理。
3. **了解**　体外分析技术的临床应用。
4. 学会体外分析技术的基本操作流程，具备检测数据的分析能力。

体外分析技术（in vitro analysis techniques）是指在体外试管内对生物体内的血液或体液中微量生物活性物质进行超微量分析和检测的一类技术的总称，分为放射性标记免疫分析和非放射性标记免疫分析技术，是核医学专业的重要组成部分。

第一节　放射性标记免疫分析

放射性标记免疫分析技术根据反应类型不同，分为放射免疫分析（radioimmunoassay，RIA）和免疫放射分析（immunoradiometric assa，IRMA）两类，是建立较早、应用最广泛的体外放射分析方法。

一、基本原理

（一）放射免疫分析

RIA 的基本原理是利用放射性标记抗原（$^*Ag$）与非标记抗原（待测抗原及标准品，简称 Ag）同时与限量的特异性抗体（Ab）发生竞争性结合反应。其反应式如下：

$$*Ag + Ab \rightleftharpoons *Ag\text{–}Ab + *Ag$$
$$+$$
$$Ag$$
$$\Updownarrow$$
$$Ag\text{–}Ab + Ag$$

在此反应体系中，Ag、$^*Ag$ 竞争性地与 Ab 发生免疫结合反应，根据可逆反应的质量作用定律，反应达到平衡时，形成一定量的抗原抗体复合物 B（Ag – Ab、$^*Ag$ – Ab）、未结合的游离抗原 F（$^*Ag$、Ag）。当只有 $^*Ag$ 和 Ab 时，只产生 $^*Ag$ – Ab 复合物，并保持动态平衡。如同时加入 Ag，因为 $^*Ag$ 和 Ab 是限量并保持一定比例，则 $^*Ag$ – Ab 复合物的量和 Ag 的量呈负相关，即 Ag 量越多，Ag 和 Ab 结合量越多，导致 $^*Ag$ – Ab 复合物的量减少；反之，Ag 量越少，Ag 和 Ab 结合量越少，导致 $^*Ag$ – Ab 复合物的量增多。反应结束后，将结合与游离部分有效分离，测量结合的放射性计数/分（cpm），计算出放射性结合率。

（二）免疫放射分析

IRMA 的基本原理是利用过量的放射性核素标记抗体（$^*Ab$）与 Ag 发生非竞争性结合反应，形成 Ag－$^*Ab$ 复合物。其反应式如下：

$$Ag + {}^*Ab \rightleftharpoons Ag - {}^*Ab + {}^*Ab$$

在此反应体系中，Ag 非竞争性地与 $^*Ab$ 发生免疫结合反应，Ag－$^*Ab$ 复合物的量与 Ag 的量呈正相关。反应结束后，同样将结合与游离部分有效分离，测量结合的放射性计数/分（cpm），计算出放射性结合率。

二、基本方法

放射性标记免疫分析主要试剂包括：已知梯度浓度的标准品抗原、放射性核素标记抗原或抗体，以及质控品、缓冲液、分离试剂等。主要分析环节包括：加样、反应条件选择、结合与游离部分的分离、放射性测量以及标准曲线拟合与测定值的查询等。

1. 抗体 抗体的质量是形成高质量放射免疫分析的前提，其特异性决定测定结果的准确性，其亲和力决定测定方法的灵敏性。因此，要求抗体滴度高、特异性强、亲和力大。在 RIA 中抗体起到特异性结合剂作用；在 IRMA 中抗体还同时作为放射性测量的示踪剂。

2. 标记抗原 标记抗原与 RIA 的灵敏度和精确度有重要关系，应具有比活度及放化纯度高、免疫活性好、稳定性强等特点。^{125}I 半衰期适中（约 60 天），能满足运输、保存和整个分析过程，是目前最常用的标记放射性核素。

3. 标准品抗原 是已知梯度浓度的标准抗原，是恒量待测样品浓度的定量参照物。对其质量要求包括：①应与待测样本为同一物质，即免疫活性与化学结构相同；②高度纯化，不存在影响分析的其他物质；③配制浓度精确。

4. 质控品 是一组与待测样本性质相同且含量已知的试剂，用于质量控制。

5. 分离方法 在反应结束后，将结合部分与游离部分的放射性有效分离，以便通过 NaI 闪烁计数器对 ^{125}I 放射性计数测量，进而测定抗原的量。理想的分离方法要求为结合与游离部分的有效分离、分离技术稳定并受环境影响小、非特异性结合低、易于操作且重复性好。RIA 中常见的分离方法为液相分离法，如双抗体法、聚乙二醇（polyethyleneglycol，PEG）沉淀法、PEG＋双抗体法；IRMA 中常采用抗体包被试管行固相分离法，如双抗体夹心法、标记第三抗体法、双标记抗体法。

6. 标准曲线制作 用系列已知梯度浓度的标准品，在相同的条件下，进行免疫结合反应，待反应达到平衡后，分离结合与游离部分并测量结合部分放射性（B），然后计算出各浓度标准品的放射性结

合率 B/B_0（B_0 为不含已知抗原的最大放射性结合管）。以 $B/B_0\%$ 为纵坐标，以系列已知梯度浓度的标准品抗原浓度为横坐标，绘制出 $B/B_0\%$ 随标准品抗原量变化的曲线，即为标准曲线（图 7 – 1）。通过待测浓度样本结合率，从标准曲线中查出待测样本浓度。

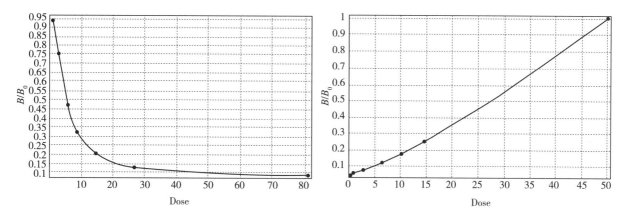

图 7 – 1 标准曲线（左：RIA，右：IRMA）

三、质量控制

为保证检测结果和实验数据的准确性与可靠性，在标记免疫分析技术中需考虑分析的质量控制（quality control，QC），并采用合适的质控方法和指标对测定结果进行质量监测。检测分析中的质量控制主要包括室内质量控制、室间质量控制和比对实验。

（一）室内质量控制

1. 质控品的选择   选择质控品应考虑基质、稳定性及其浓度和频次，质控品的正确使用和保存应严格按说明书的步骤进行操作。

2. 质控图的绘制   质控品与患者样本同时测定，将所测得的质控品结果按一定的规则逐日绘集在一起，即形成质控图（quality control chart）。室内质量控制常选用 Levey – Jennings 质控图。一般采用高、中、低三个浓度质控血清，以 20 次的测定结果对新批号的质控品建立质控图中心线（均值）和控制限，计算均值（$\bar{x}$）和标准差（SD），定出质控限（如 $\bar{x} \pm 2SD$ 为警告限，$\bar{x} \pm 3SD$ 为失控制限），通常每月进行一次，连续 2 ~ 3 个月后所控项目即可常态化。当一个质控结果超过 $\bar{x} \pm 3SD$ 时或连续 2 个结果超过 $\bar{x} \pm 2SD$ 时，即为失控，失控后须查找原因，待纠正后重新检测该批样本。

3. 试剂盒稳定性评价   最大结合率（$B_0\%$）一般要求在 30% ~ 50%；以二抗作为分离剂的检测方法，非特异性结合率一般要求 <5%，PR 试剂法一般要求 <10%；标准曲线直线回归的参数要求截距 a 和斜率 b 稳定，相关系数 r 在 0. 88 ~ 1. 00；有效剂量（effective dose，ED）ED_{25}、ED_{50}，以及 ED_{75} 要求在剂量 – 反应曲线范围内。

（二）室间质量评价和比对实验

实验室必须参加省级以上临床检验中心开展的室间质量评价项目，并提供参加能力验证（proficiency testing，PT）或室间质量评价（external quality assessment，EQA）活动的结果和证书，实验室应对"不满意"和"不合格"的 PT 或 EQA 结果建立分析和纠正的措施，并记录在案。对没有开展 PT 或 EQA 的项目，应采取实验室间的比对判断检验结果的可接受性。如果采用手工操作或同一项目使用两套及以上检测系统时，每年至少进行 1 次实验室内部比对，包括人员、不同方法或检测系统间的比对。

第二节 非放射性标记免疫分析

非放射性标记免疫分析包括酶标记免疫分析、化学发光免疫分析、电化学发光免疫分析、光激化学发光免疫分析、上转换发光免疫分析、时间分辨荧光免疫分析等技术。有些也同时兼具操作简便、自动化程度高、灵敏度高、稳定性好、检测范围增宽、检测速度快、并可随机检测及大样本检测等特点，在临床上得到广泛应用。

一、酶标记免疫分析

酶标记免疫分析（enzyme immunoassay，EIA）是以酶标记的抗原或抗体与特异性抗体进行竞争性或非竞争性免疫结合反应，生成酶标记免疫复合物，再利用酶促反应使待测物与酶标记免疫复合物作用，使底物显色，酶的作用得到放大，根据有色产物吸光度不同，对受检样品做定性或定量分析。其中应用最多的是酶联免疫吸附分析法（enzyme – linked immunosorbent assays，ELISA），多应用于小样本的免疫性疾病物质检测。

二、化学发光免疫分析

化学发光免疫分析（chemical luminescent immunoassay，CLIA）是用某些化学发光物质（如吖啶酯类化合物）作为标记物标记抗原或抗体，当化学发光物质经催化剂的催化和氧化剂的氧化，形成一个激发态的中间体，当其在回到稳定的基态时，同时发射出光子，相应接收系统将光信息转变为数据信息，根据发光强度的测定可用以定量被测样本浓度。化学发光免疫分析是基于化学发光反应和免疫反应建立起来的免疫分析技术，具有敏感性与特异性高，又兼具自动化程度高、大样本检测等特点，已成为当今体外分析方法的主导技术。

三、电化学发光免疫分析

电化学发光免疫分析（electrochemiluminescence immunoassay，ECLIA）是在电极表面进行的电化学发光反应，发光底物为三联吡啶钌，用三丙胺来激发光反应，在阳极表面这两种物质可同时发生氧化反应，形成激发态的三联吡啶钌，当其在衰减时发射光子后，重新回到基态。这一过程在电极表面反复进行，产生高效、稳定的连续发光，并不断增强。电化学发光免疫分析检测步骤相对简化，也更易于进行自动化大样本检测。

四、上转换发光免疫分析

上转换发光免疫分析又称为上转换发光技术（upconverting phosphor technology，UPT），是将稀土纳米材料、生物传感器技术和免疫层析技术完美地结合在一起，以稀土元素所构成的晶体合成发光材料（upconverting phosphor，UCP）颗粒作为标记物进行定量免疫检测的一种方法，具有"低能光激发，高能光发射"的上转换发光现象。上转换发光免疫分析多应用于病原微生物如细菌、寄生虫检测，病原微生物相关抗原或抗体检测，细胞因子检测，激素检测等。

第三节 体外分析技术的临床应用

体外分析技术发展迅速并渗透到临床医学的各个领域，如内分泌学、肿瘤学、心脏病学、免疫学、病毒学、药理学、血液学、消化病学、神经病学、妇产科学等，并被临床广泛应用，是临床诊断不可缺少的手段，可测定的微量生物活性物质达300余种，极大地推动了医学发展，提高了临床诊断疾病的准确性（表7-1至表7-5）。

表7-1 内分泌代谢系统疾病检测项目

测定物质	临床意义
总甲状腺素（TT$_4$）	甲状腺功能亢进↑；甲状腺功能减退↓
总三碘甲状腺原氨酸（TT$_3$）	甲状腺功能亢进↑；甲状腺功能减退↓
游离甲状腺素（FT$_4$）	甲状腺功能亢进↑；甲状腺功能减退↓。结果不受甲状腺球蛋白（TBG）容量影响
游离三碘甲状腺原氨酸（FT$_3$）	甲状腺功能亢进↑；甲状腺功能减退↓。结果不受TBG容量影响
促甲状腺激素（TSH）	原发性甲状腺功能减退↑；继发性甲状腺功能减退↓；甲状腺功能亢进↓
3,3',5'-三碘甲状腺原氨酸（rT$_3$）	甲状腺功能亢进↑；甲状腺功能减退↓；低T$_3$综合征↑
抗甲状腺球蛋白抗体（TG-Ab）	慢性淋巴细胞性甲状腺炎↑
抗甲状腺微粒体抗体（TM-Ab）	慢性淋巴细胞性甲状腺炎↑
甲状腺过氧化物酶抗体（TPO-Ab）	慢性淋巴细胞性甲状腺炎↑
促甲状腺素受体抗体（TR-Ab）	Graves' 病↑
甲状旁腺激素（PTH）	甲状旁腺功能亢进↑；甲状旁腺功能减退↓
促肾上腺皮质激素（ACTH）	皮质醇增多症病因诊断；继发性肾上腺功能不全↓；原发性肾上腺皮质功能不全↑
皮质醇（cortisol）	皮质醇增多症↑；肾上腺皮质功能低下↓
生长激素（GH）	肢端肥大症、巨人症↑；垂体性侏儒↓
胰岛素（insulin）	糖尿病分型诊断；胰岛细胞瘤↑
C肽（C-peptide）	低血糖病因诊断，使用胰岛素治疗患者胰岛细胞功能判断
胰高血糖素（glucagon）	胰高糖素瘤特异诊断↑；糖尿病研究
胃泌素（gastrin）	胃泌素瘤特异诊断↑；消化系统疾病研究

表7-2 心血管系统疾病检测项目

测定物质	临床意义
肾素（RA）	高血压分型诊断；继发性醛固酮增多症↑；原发性醛固酮增多症↓
血管紧张素Ⅱ（AⅡ）	高血压分型诊断；继发性醛固酮增多症↑；原发性醛固酮增多症↓
醛固酮（Ald）	原发性醛固酮增多症↑；肾性高血压↑；肾上腺皮质功能减退↓
心纳素（ANF）	原发高血压、肾脏疾病、心肌梗死、心力衰竭↑
肌红蛋白（Mb）	急性心肌梗死（24小时内）↑↑；骨骼肌损伤↑
地高辛（digoxin）	洋地黄血药浓度监测

表7-3 肿瘤标志物

测定物质	临床意义
甲胎蛋白（AFP）	原发性肝癌、卵巢内胚窦癌↑；胎儿发育情况监测
癌胚抗原（CEA）	消化道肿瘤、肺癌、乳腺癌↑
铁蛋白（SF）	肝癌、急性白血病↑
CA199	胰腺癌、消化性肿瘤↑
CA125	卵巢上皮细胞癌↑；胃肠道恶性肿瘤↑；子宫内膜异位症↑
CA153	乳腺癌↑
CA724	胃癌↑
CA242	胰腺癌、胃癌、结肠癌↑
神经元特异性烯醇化酶（NSE）	小细胞肺癌↑
细胞角化蛋白21-1（CYFRA21-1）	肺鳞癌、宫颈癌、食管癌↑
前列腺特异抗原（PSA）	前列腺癌↑

续表

测定物质	临床意义
游离前列腺特异抗原（FPSA）	前列腺癌↑
人绒毛膜促性腺激素（HCG）	绒毛膜癌↑
鳞状细胞抗原（SCC）	宫颈癌↑
胃泌素释放肽前体（proGRP）	肺癌↑
人附睾蛋白4（HE₄）	卵巢癌↑
胃蛋白酶原Ⅰ/Ⅱ（PG Ⅰ/Ⅱ）	胃癌↑

表7-4 血液系统疾病测定项目

测定物质	临床意义
叶酸	营养性巨幼细胞贫血、溶血性贫血、白血病↓
维生素 B₁₂（VitB₁₂）	营养性巨幼细胞贫血↓；白血病↑
铁蛋白	缺铁性贫血↓；肝癌、急性白血病↑
β₂-微球蛋白（β₂-MG）	肾小球受损，恶性肿瘤↑

表7-5 性激素检测项目

测定物质	临床意义
雌二醇（E₂）	双胎或多胎妊娠期、糖尿病妊娠妇女↑；葡萄胎、妊娠期高血压疾病、垂体卵巢性闭经、垂体卵巢性不孕、更年期综合征↓
雌三醇（E₃）	妊娠及胎儿发育情况观察，计划生育研究
孕酮（P）	妊娠及胎儿发育情况观察，计划生育研究
促卵泡激素（FSH）	鉴别卵巢性闭经与垂体及下丘脑性闭经；更年期综合征↑
促黄体生成激素（LH）	鉴别卵巢性闭经与垂体及下丘脑性闭经；更年期综合征↑
泌乳素（PRL）	垂体泌乳素瘤特异性诊断↑
睾酮（T）	男性性功能监测
绒毛膜促性腺激素（β-HCG）	诊断妊娠的有效指标、异位妊娠、流产的诊断及预后、葡萄胎

＊体外分析检测项目的正常参考值因测量仪器不同，方法学不同，正常参考值也就不同，因此在此不列出。

简述题

1. 简述放射免疫分析的原理。
2. 简述放射免疫分析与免疫放射分析的比较。
3. 简述非放射性标记免疫分析类型及优点。

（李芳巍）

书网融合……

本章小结

微课

题库

第八章　放射性核素功能测定及呼气试验

PPT

📖 学习目标

1. **掌握**　甲状腺摄^{131}I 试验的原理及临床应用；肾图曲线的分析及临床意义。

2. **熟悉**　甲状腺摄^{131}I 率测定的检查方法和结果分析；肾图测定的原理和异常肾图曲线类型及临床意义。

3. **了解**　^{14}C/^{13}C 尿素尿素呼气试验的原理及临床应用。

4. 学会分析肾图曲线及甲状腺摄碘率曲线。

第一节　甲状腺摄^{131}I 试验

碘是合成甲状腺激素的主要原料，甲状腺具有特异性摄取和浓聚碘的能力。放射性^{131}I 与稳定性碘具有相同的生化性质，利用甲状腺摄^{131}I 试验（^{131}I thyroid uptake test）可评价甲状腺的功能状态。

一、原理及方法

1. 原理　空腹口服放射性 Na^{131}I 溶液，经胃肠吸收后进入血流，迅速被甲状腺滤泡的上皮细胞摄取。甲状腺摄取^{131}I 的速度与数量以及碘在甲状腺的停留时间和甲状腺功能密切相关。可利用甲状腺功能测定仪在不同时间测定甲状腺部位的放射性计数，计算甲状腺摄^{131}I 率，评价甲状腺组织的碘代谢状态。

2. 患者准备　①检查当日空腹。②停用影响甲状腺功能的药物（如甲状腺片、抗甲状腺药物）2~4周。③停用含碘的食物，如海带、紫菜等 2~4周。④停用含碘药物（如碘油造影剂、复方碘溶液）2~8周。⑤妊娠期及哺乳期妇女禁止试验。

3. 检查方法　①口服 Na^{131}I 溶液或胶囊 74~185kBq（2~5μCi），服药后禁食 1~2 小时。②取与患者服用^{131}I 剂量等同的^{131}I 溶液或胶囊，放入专用颈部模型中作为标准源，测量标准源放射性计数。③测定口服 Na^{131}I 溶液或胶囊 2、4、24 小时或 3、6、24 小时甲状腺部位放射性计数，用下列公式计算出甲状腺摄^{131}I 率。④绘制甲状腺摄^{131}I 率曲线。

$$甲状腺摄^{131}I 率（\%） = \frac{甲状腺部位计数 - 本底计数}{标准源计数 - 本底计数} \times 100\%$$

二、结果分析及临床意义

因地域环境、饮食习惯等的不同，甲状腺摄^{131}I 率的正常参考范围差异很大，各实验室应建立符合自己区域的正常参考值。1993 年起国家提倡食用盐加碘盐，正常值均较前下降。推荐参考正常值：3 小时 5%~25%、6 小时 10%~30%、24 小时 15%~45%。几种常见甲状腺疾病的甲状腺摄^{131}I 率曲线如图 8-1 所示。

目前评价甲状腺功能状态是首选血清 TSH、FT$_3$、FT$_4$ 测定，多数患者不需要进行甲状腺摄^{131}I 试

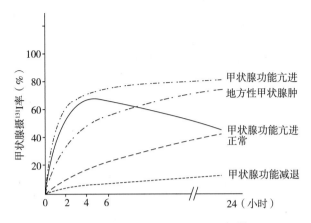

图 8-1 几种常见甲状腺疾病的甲状腺摄^{131}I率曲线

验，但在下列情况下本试验对甲状腺疾病的诊断、鉴别诊断和治疗仍属必要。

（1）甲状腺功能亢进的诊断及^{131}I治疗时计算剂量　甲状腺功能亢进患者摄^{131}I功能增高，高峰前移。随着高灵敏TSH测定的广泛临床应用，本检查方法已不作为诊断甲状腺功能亢进的首选方法。但测定甲状腺最高吸^{131}I率及^{131}I的有效半衰期，在^{131}I治疗甲状腺功能亢进剂量的计算中有重要意义。

（2）鉴别诊断急性甲状腺炎、亚急性甲状腺炎及高碘性甲状腺功能亢进　在临床上对于血清甲状腺激素增高的患者，应结合病史进行甲状腺摄^{131}I试验。急性、亚急性及高碘性甲状腺功能亢进患者也可出现甲状腺功能亢进症状，同时伴有甲状腺激素水平增高，TSH减低，用本试验可以进行鉴别诊断。实验室检查显示甲状腺毒症（TT_3、TT_4、FT_3、FT_4增高，TSH减低），甲状腺摄^{131}I率明显减低，应考虑各种甲状腺炎或高碘所致的甲状腺功能紊乱。

（3）了解甲状腺激素合成功能、辅助原发性甲状腺功能减退的病因诊断　甲状腺摄取^{131}I的量和速度与甲状腺功能有关，即可反应甲状腺摄取碘功能，又可反应甲状腺激素有机合成功能。在原发性甲状腺功能减退中先天性甲状腺缺如、甲状腺萎缩、甲状腺破坏性治疗（放射性碘，手术）后及继发性甲状腺功能减退患者甲状腺吸碘率均明显低于正常。

（4）其他　可以用于判断甲状腺疾病手术后残余甲状腺数量。

三、介入试验

在摄^{131}I试验的基础上，根据甲状腺激素合成、代谢及垂体-下丘脑-甲状腺轴的调节功能，常引入不同的介入试验，如甲状腺激素抑制试验（thyroid hormone suppression test）、过氯酸钾释放试验（perchorate discharge test）、TSH兴奋试验（TSH stimulating test）及TRH兴奋试验（TRH stimulating test）用于甲状腺疾病的诊断和鉴别诊断。

第二节　肾　图

一、原理和方法

1. 原理　静脉注射被肾小球滤过或肾小管上皮细胞分泌而不被重吸收的放射性示踪剂，用放射性肾图探测仪连续记录示踪剂被肾脏摄取、分泌、排泄的全过程，经计算机重建后获得双肾时间-放射性曲线（time-activity curve），用于了解两侧肾功能状态和上尿路排泄状况。该曲线也称为肾图（renogran）。目前常用的示踪剂是^{131}I标记的邻碘马尿酸（OIH），也可用^{99m}Tc标记的DTPA、EC或MAG_3等。

2. 方法 患者检查前需饮水 300ml，上机前排空膀胱，取坐位，将两个探测器分别对位于肾区，静脉"弹丸"式注射示踪剂[131]I–OIH（5～15μCi），即刻启动肾图探测仪，自动记录 15～20 分钟内肾区放射性计数的变化，获得双肾的时间–放射性曲线，即肾图。

二、肾图曲线分析

1. 正常肾图 分 a、b、c 三段。

（1）a 段 为示踪剂出现段，注射后 10 秒左右肾图曲线陡然上升。其高度在一定程度上反映肾脏的血流灌注量。

（2）b 段 为示踪剂聚集段，继 a 段后曲线呈逐渐上升的曲线。其上升的斜率和高度反映肾小管上皮细胞从血液中摄取[131]I–OIH 的速度和数量，主要与肾小球滤过功能和肾小管分泌功能有关。

（3）c 段 为示踪剂排泄段，继 b 段曲线后的下降段曲线。开始下降较快，反映示踪剂从肾盂、输尿管排泄的速度和数量，主要与尿流量和尿路通畅情况有关（图 8–2）。

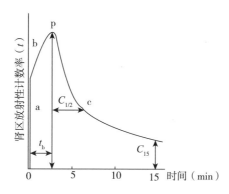

图 8–2 正常肾图曲线及分析

①a 段：60% 来自肾外血管床；10% 来自肾血管床灌注；30% 来自肾实质摄取摄取。
②b 段：上升的斜率和高度与肾有效血浆流量和肾小管的上皮细胞分泌功能有关，反映肾小管摄取示踪剂的速度和数量。③c 段：代表着药物由肾盂经输尿管入膀胱的过程，其下降的斜率与尿流量和上尿路通畅情况有关。

目前肾图常用的定量指标高峰时间 t_b（正常 <5 分钟）、半排时 $C_{1/2}$（正常 <8 分钟）及 15 分钟残留率（C_{15}，正常 <50%）。尿路通畅时判断肾功能的可靠指标是肾脏指数 RI%（肾脏指数 = {[（b–a）× 2 +（b–C_{15}）×2]/（b×2）} ×100%），正常人 RI >45%。当上尿路排泄不畅时分肾浓缩率是评价肾功能的参考指标。

2. 异常肾图 异常肾图类型有以下七种，可以是分肾肾图曲线异常，也可以表现为两侧肾图曲线对比异常。

（1）急剧上升型曲线 a 段基本正常，b 段持续上升，至 15 分钟检查结束没有出现下降的 c 段（图 8–3A）。单肾急剧上升型曲线，多见急性上尿路梗阻。可结合利尿肾图鉴别机械性梗阻与单纯性肾盂扩张。利尿试验后 c 段持续不降，提示机械性上尿路梗阻；c 段迅速下降，提示单纯性肾盂扩张。双肾急剧上升型曲线多见于继发于下尿路梗阻所引起的上尿路引流障碍和急性肾功能衰竭。

（2）高水平延长线型曲线 a 段基本正常或稍低，b 段轻度上升或上升不明显，与 c 段融合并持续维持同一水平（图 8–3B）。多见于上尿路不全梗阻或肾盂积水合并肾功能损害。

（3）抛物线型曲线 a 段正常或稍低，b 段上升缓慢，峰时后延，c 段下降缓慢，峰顶圆钝，呈对称或不对称的抛物线型曲线（图 8–3C）。主要见于脱水、肾缺血、肾功能损害和上尿路引流不畅伴轻度或中度的肾盂积水。

（4）低水平延长线型曲线　a段减低明显，没有升高的b段，b、c段融合成延伸的水平线（图8－3D）。主要见于肾功能重度损害、慢性上尿路梗阻以及急性肾前性肾衰竭。

（5）低水平递减型曲线　a段明显减低，无b段，a段后即见斜行下降的曲线（图8－3E）。双侧多见双肾功能衰竭失代偿期。单侧多见于一侧肾无功能（如肾结核、先天性肾发育不全）、术后肾缺如及肾脏位置异常造成的探头对位落空。

（6）阶梯状下降型曲线　a、b段正常，c段呈规则或不规则的阶梯状下降（图8－3F）。多见于尿反流或上尿路不稳定性痉挛（如尿路感染、精神紧张、疼痛等）。

（7）单侧小肾图　肾图曲线形态正常，a段低于对侧，峰值低于对侧1/3（图8－3G）。多见于单侧肾动脉狭窄，也可见于探测器对位差异及先天性小肾。

对于肾图显示可疑肾动脉狭窄的患者可用巯甲丙脯酸试验，进行鉴别诊断。

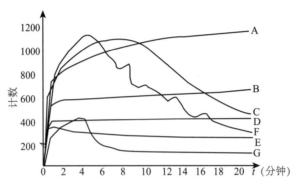

图8－3　异常肾图类型

A. 急剧上升型曲线；B. 高水平延长线型曲线；C. 抛物线型曲线；D. 低水平延长线型曲线；E. 低水平递减型曲线；F. 为阶梯状下降型曲线；G. 单侧小肾图

⊕ 知识链接

巯甲丙脯酸试验

巯甲丙脯酸试验（captopril test）是以肾动态显像和肾图对巯甲丙脯酸的反应来提高对单侧肾血管性高血压检出灵敏度和特异性的一种方法。

（1）原理　当肾动脉狭窄时，肾素－血管紧张素－醛固酮系统可进行反馈性调控：通过增强血管紧张素转换酶的作用，血管紧张素Ⅱ增多，使患侧肾小球出球小动脉收缩，保护性地维持GFR正常。巯甲丙脯酸试验是一种血管紧张素转换酶抑制剂，服用后血管紧张素Ⅱ不能增多，使保护机制受抑，导致患侧GFR降低，而健侧无明显变化。

（2）方法　口服巯甲丙脯酸25～50mg 1小时后行药物负荷肾动态显像和肾图测定。以常规肾动态显像及肾图为基础，对比两次影像及肾图检查结果进行判断。

（3）结果分析　比较服用巯甲丙脯酸前后二次肾动态显像及肾图。若服用巯甲丙脯酸后两侧对比异常明显增加，患肾从正常变为异常，从轻微异常变为明显异常，单侧肾动脉狭窄的可能性大。

三、临床意义

肾图主要用于分肾功能测定、上尿路梗阻的诊断、肾性高血压的诊断和移植肾功能的测定等。相对肾动态显像，利用肾图评估肾功能虽简便可行且易于普及，但其结果重复性略低，必要时可结合肾动态显像。

第三节 ^{14}C 或 ^{13}C 呼气试验

一、^{14}C 或 ^{13}C - 尿素呼气试验诊断幽门螺杆菌感染

幽门螺杆菌（helicobacter pylori，HP）是导致人类胃部慢性感染最常见的原因之一，并与多种胃肠道疾病如慢性胃炎、消化性溃疡、功能性消化不良、胃癌、胃黏膜相关淋巴样组织淋巴瘤、胃息肉及腺瘤的发生相关。HP 是一种革兰阴性细菌，可分泌活性很高的尿素酶，把尿素分解成 NH_3 和 CO_2。在人体正常组织中没有尿素酶，不能分解和利用尿素。因此给予受试者一定量的 ^{14}C 或 ^{13}C 标记的尿素，若胃内感染 HP，尿素酶就会分解 ^{14}C 或 ^{13}C - 尿素，生成的 $^{14}CO_2$ 或 $^{13}CO_2$ 进入血液循环至肺部，受试者呼气样品中的发现 ^{14}C 放射性计数或 ^{13}C 丰度增高，从而判断有无幽门螺杆菌感染。^{14}C 及 ^{13}C 尿素呼气试验可用于慢性胃炎、消化性溃疡、功能性消化不良疗效评价和复发诊断。此外，流行病学资料显示，HP 感染与许多消化系统外疾病有关，如动脉粥样硬化、慢性荨麻疹、缺铁性贫血、儿童生长发育迟缓、原发性血小板减少等有一定的相关性。

二、^{14}C 或 ^{13}C - 氨基比林呼气试验评价肝功能

^{14}C 或 ^{13}C - 氨基比林呼气试验（aminopyrine breath test，ABT）是检测肝细胞功能的常用敏感指标。正常人口服 ^{14}C 或 ^{13}C - 氨基比林后从小肠完全吸收，在肝脏去掉一个外环的甲基基团，产生单甲基安替比林和甲酸，进入 C1 池。该反应是由细胞色素 P450 催化在微粒体内完成。氨基比林只在肝脏代谢，甲酸氧化后释放出 $^{14}CO_2$ 或 $^{13}CO_2$。因此测定呼气中标记的 CO_2 依赖于肝脏内氨基比林去甲基化的活性和肝脏的功能性肝细胞总数，但不反映肝脏血流的改变或分流。受试者空腹，称体重后嘱呼气收集本底 CO_2，然后口腹氨基比林胶囊 1 粒，收集 2 小时后呼出的 CO_2。计算 2 小时排除率。2 小时排除率 > $(7.5 \pm 1.5)\%$ 为正常。氨基比林试验能灵敏地反映各种原因引起的肝硬化、急慢性肝炎时的肝损伤，并可作为一种评价肝移植最佳时机的可靠方法。

简述题

1. 甲状腺摄 ^{131}I 试验的原理和临床应用是什么？
2. 甲状腺摄 ^{131}I 试验的影响因素及禁忌证是什么？
3. 请描述正常肾图曲线的分段及临床意义。
4. 异常肾图的类型、图形特点及临床意义是什么？

（王明华）

书网融合……

本章小结

题库

第九章 内分泌系统
微课

PPT

学习目标

1. **掌握** 甲状腺静态显像、甲状旁腺及肾上腺髓质的影像分析与临床应用。
2. **熟悉** 甲状腺、甲状旁腺及肾上腺髓质显像的原理。
3. **了解** 甲状腺、甲状旁腺及肾上腺髓质显像的常用显像剂与方法。
4. 学会核医学基本操作技能，培养内分泌系统常见病与多发病的核医学临床诊断思维能力。

第一节 甲状腺静态显像

一、原理

甲状腺组织通过甲状腺滤泡上皮细胞膜上的跨膜糖蛋白，即钠碘同向转运体（sodium iodide symporter，NIS）主动转运功能，摄取和浓聚碘或锝离子（如^{131}I 或^{99m}Tc）使其显影，即可得到反映甲状腺位置、形态、大小、放射性核素分布状态等信息的功能影像及相应定量参数。

二、显像剂及方法

（一）患者准备

^{131}I 显像前应停用含碘丰富的食物及影响甲状腺摄碘功能的药物 2~4 周以上；临检前空腹至少 2 小时；寻找甲状腺癌转移灶时需停止甲状腺激素替代治疗，使 TSH >30mIU/L 方可进行显像。其他显像剂无需特殊准备。

（二）显像剂

目前我国临床常用以下两种显像剂。

1. 高锝酸盐（^{99m}TcO$_4^-$） 剂量 74~185MBq，静脉注射 20~30 分钟显像。因^{99m}TcO$_4^-$在唾液腺、口腔、鼻咽腔和胃黏膜上皮细胞有明显的摄取或分布，故不适用于异位甲状腺及甲状腺癌转移灶寻找。

2. ^{131}碘化钠（Na^{131}I） 剂量 1.85~3.7MBq，口服 24 小时后开始显像；若为寻找甲状腺癌转移灶时，剂量 74~148MBq，24~48 小时全身显像。

（三）显像方法

患者取仰卧位，颈下垫高，伸展颈部，充分暴露甲状腺部位。根据不同的显像剂和检查目的选用合适的准直器进行显像。常规采集甲状腺前位影像，必要时采集斜位或侧位。异位甲状腺显像还需包括可疑部位显像；寻找甲状腺癌转移灶时需行全身显像。如平面显像仍不能明确诊断时，需行 SPECT/CT 断层融合显像。

三、影像分析

（一）正常影像

通常正常甲状腺位于颈部正中，分左右两叶并通过峡部相连，显像剂分布大致均匀，峡部和两叶边缘略稀疏，双叶多呈蝴蝶形，甚至可有多种变异形态，甚至可有一叶或峡部缺如，有时可见锥体叶。每叶甲状腺上下径约 4.5cm，左右径约 2.5cm，面积约 20cm^2，重量约 25g。$^{99m}TcO_4^-$ 显像时可见唾液腺、口腔及鼻咽部的影像（图 9-1）。

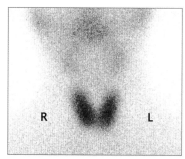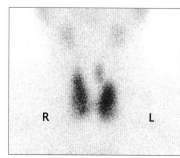

图 9-1 正常甲状腺静态显像

（二）异常影像

主要表现为甲状腺位置、大小、形态及显像剂分布异常（图 9-2）。可见于异位甲状腺；甲状腺体积的增大或减小；形态不规则或不完整；弥漫性或局灶性显像剂分布异常增高、减低或不显影。

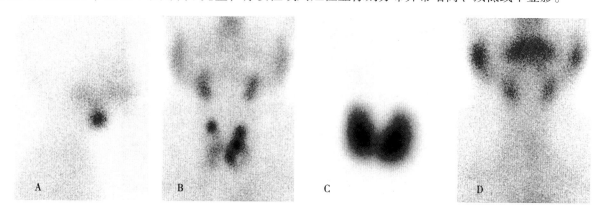

图 9-2 异常甲状腺静态显像

A. 舌根部异位甲状腺；B. 甲状腺多发结节，形态异常；C. 甲状腺肿大伴显像剂分布浓聚；

D. 甲状腺显像剂分布明显稀疏，周围组织本底增强

四、临床应用

（一）甲状腺结节功能判定

1. 结节类型 根据甲状腺结节部位与周围正常甲状腺组织摄取显像剂能力的比较，可将其分为"热结节""温结节""凉结节"和"冷结节"四种类型（图 9-3），其影像特征见表 9-1。

表 9-1 四种类型甲状腺结节的影像特征

结节类型	结节功能	与周围甲状腺组织比较	恶性率
热结节	高功能	放射性分布增高（浓聚）	1%
温结节	正常	放射性分布等于或相近	4%
凉结节	低功能	放射性分布稀疏	10%
冷结节	无功能	放射性分布缺损	20%（单发），0~18%（多发）

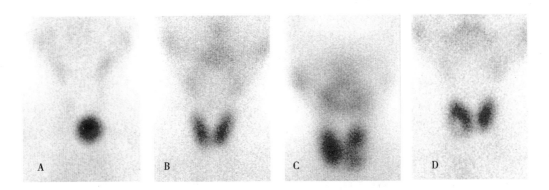

图9-3 甲状腺结节静态显像

A. 左叶热结节；B. 右叶温结节；C. 左叶凉结节；D. 右叶冷结节

"热结节"多见于功能自主性甲状腺腺瘤、先天一叶缺如的功能代偿，也可见于非功能自主性结节等；"温结节"多见于功能正常的甲状腺腺瘤、结节性甲状腺肿、桥本甲状腺炎、亚急性甲状腺炎恢复期等；"凉结节"和"冷结节"可见于甲状腺腺瘤囊性变或出血、甲状腺癌、结节性甲状腺肿、亚急性甲状腺炎急性期、桥本甲状腺炎等。必要时可结合 SPECT/CT 融合影像定位（图9-4）。

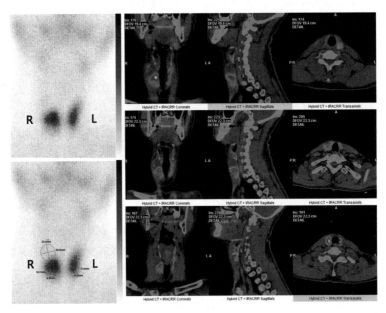

图9-4 甲状腺多发结节$^{99m}TcO_4^-$静态显像与 SPECT/CT 融合影像

2. 甲状腺癌的诊断及分化型甲状腺癌转移灶的寻找与定位 当甲状腺静态显像显示"冷结节"时，可在超声引导下细针抽吸活检（fine-needle aspiration biopsy，FNAB）进行辅助诊断，也可利用核医学甲状腺动态显像及亲肿瘤阳性显像进行鉴别诊断。甲状腺动态显像通过连续采集$^{99m}TcO_4^-$迅速经过心脏进入甲状腺动脉灌注到甲状腺组织，反映甲状腺及病灶血流灌注和功能状态，如甲状腺动态显像表现为结节部位血流灌注增高，亲肿瘤阳性显像表现为原"冷结节"具有摄取$^{99m}Tc-MIBI$的能力，则提示结节恶性可能性较大（图9-5）。

乳头状甲状腺癌易发生淋巴结转移，滤泡状甲状腺癌以血行转移为主，常见肺、骨、脑等远处转移，二者均属于分化型甲状腺癌（differentiated thyroid carcinoma，DTC），由于病灶具有摄碘能力，可用诊断剂量^{131}I全身显像与 SPECT/CT 融合影像判定术后甲状腺残留功能灶及转移灶情况；也可在放射性^{131}碘治疗后5~7天，行治疗剂量^{131}I全身显像与 SPECT/CT 融合影像，发现诊断剂量未发现的病灶，

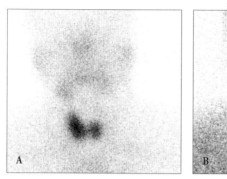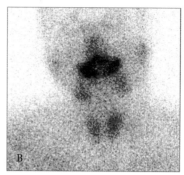

图 9 - 5　左叶甲状腺癌显像

A. $^{99m}TcO_4^-$ 显像，左叶"冷"结节；B. ^{99m}Tc - MIBI 显像，原"冷"结节处浓聚

便于再分期，为进一步随访和后续治疗方案提供依据（图 9 - 6）。

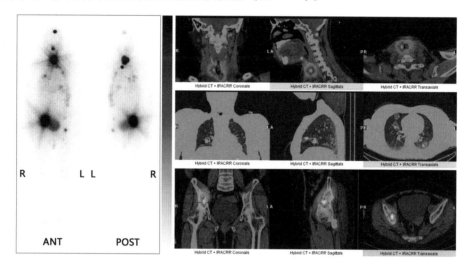

图 9 - 6　滤泡状甲状腺癌术后^{131}I 全身与 SPECT/CT 融合影像

甲床区术后残留功能灶；顶骨、髂骨、肺脏等多处远处转移

（二）异位甲状腺的诊断

1. 异位甲状腺　^{131}I 显像是发现和诊断异位甲状腺的最佳方法，但临床可疑局部占位为异位甲状腺时也可选用$^{99m}TcO_4^-$ 显像，SPECT/CT 融合影像有利于异位甲状腺定位和定性诊断。先天性异位甲状腺常异位于舌根部、舌骨下、胸骨后等，影像表现为正常甲状腺部位不显影或不全显影，上述位置异常显影，常呈团块样，不分叶（图 9 - 7）。但胸骨后异位甲状腺组织常为无功能或功能较低。

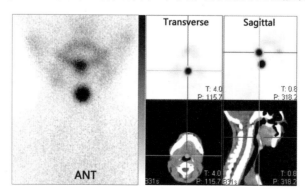

图 9 - 7　舌根部异位甲状腺$^{99m}TcO_4^-$ 平面与 SPECT/CT 融合影像

2. 颈部肿块与甲状腺的关系 甲状腺静态显像示甲状腺影像轮廓完整，颈部肿块在其之外且不摄取^{131}I 或^{99m}Tc 离子，则肿块与甲状腺无关；如甲状腺影像轮廓不完整，颈部肿块在其之内，并与甲状腺浓聚或稀疏部位影像重叠，则为甲状腺内肿块。必要时可行 SPECT/CT 融合影像进行定位与鉴别诊断。

（三）甲状腺炎的辅助诊断

亚急性甲状腺炎由于甲状腺细胞在急性期受到破坏，导致摄取显像剂能力减低，甲状腺静态显像表现为甲状腺局限性或弥漫性显像剂分布稀疏或缺损（图 9 – 8A），如病情恢复，稀疏或缺损区可缩小或消失。慢性淋巴细胞性甲状腺炎又称桥本病，属于自身免疫性甲状腺疾病，甲状腺静态显像可呈正常、稀疏或混杂的显像剂不均匀分布（图 9 – 8B）

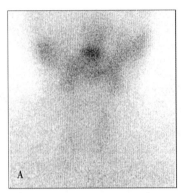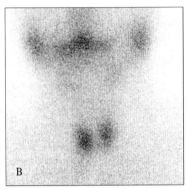

图 9 – 8 甲状腺炎的甲状腺静态显像

A. 亚急性甲状腺炎；B. 慢性淋巴细胞性甲状腺炎

（四）甲状腺大小和重量的估算

甲状腺静态显像采集结束后，利用计算机后处理软件对平面影像进行感兴趣区（region of interest，ROI）勾画，得到相关定量参数，并自动计算生成甲状腺重量。计算公式为甲状腺重量（g）＝正面投影面积（cm^2）×左右叶平均高度（cm）×k，k 为常数（0.23～0.32），各单位应依据设备类型建立特定 k 值。此方法常用于甲亢^{131}I 治疗时剂量的计算（图 9 – 9）。

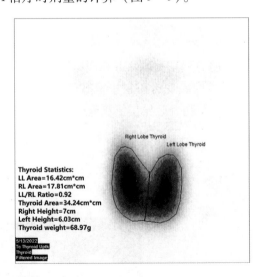

图 9 – 9 甲状腺大小和重量的估算

→ **案例引导**

临床案例 患者，女性，自觉颈部肿胀 10 年，甲状腺质软且无压痛，周身乏力、怕冷，体重增加，皮肤干燥，窦性心动过缓，心包积液，食欲减退、腹胀、便秘、贫血、眼睑浮肿。超声示甲状腺肿大伴异常增高血流信号。甲状腺静态显像（$^{99m}TcO_4^-$）如图 9 - 10 所示。

讨论 1. 请描述该甲状腺静态显像影像表现。
2. 写出临床诊断、诊断依据，鉴别诊断？
3. 请分析该病种影像的形成机制？

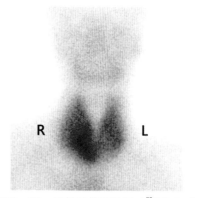

图 9 - 10 甲状腺静态显像（$^{99m}TcO_4^-$）

第二节 甲状旁腺显像

一、原理

^{99m}Tc – 甲氧基异丁基异腈（^{99m}Tc – MIBI）均可被功能亢进的甲状旁腺组织与正常甲状腺组织摄取，且正常甲状腺组织对其清除速度较快；甲状腺可摄取高锝酸盐（$^{99m}TcO_4^-$）而甲状旁腺不摄取。因此，临床常用 ^{99m}Tc – MIBI 双时相法、^{99m}Tc – MIBI/$^{99m}TcO_4^-$ 显像减影法，均可获得功能亢进的甲状旁腺影像。

二、显像剂及方法

（一）显像剂

临床常用的显像剂有 ^{99m}Tc – MIBI、$^{99m}TcO_4^-$，成人剂量分别为 370MBq（10mCi）、185MBq（5mCi）。

（二）显像方法

1. ^{99m}Tc – MIBI 双时相法 临床较为常用，方法为静脉注射 ^{99m}Tc – MIBI，15～30 分钟行颈部早期平面显像，随后根据临床需求可行全身显像判断可能的远处异位甲状旁腺摄取情况，必要时行局部 SPECT/CT 融合影像，2 小时后行延迟显像与局部 SPECT/CT 融合影像。

2. ^{99m}Tc – MIBI/$^{99m}TcO_4^-$ 显像减影法 静脉注射 $^{99m}TcO_4^-$ 15 分钟行甲状腺显像后，患者保持体位不动，再静脉注射 ^{99m}Tc – MIBI，30 分钟后再次显像（两次采集条件保持相同）。后将 ^{99m}Tc – MIBI 图像减去 $^{99m}TcO_4^-$ 甲状腺图像获得甲状旁腺影像。

三、影像分析

（一）正常影像

功能正常的甲状旁腺组织不显影，采用双时相显影技术时，仅见甲状腺显影，延迟显像颈部均无显像剂分布浓聚灶。

（二）异常影像

甲状旁腺腺瘤、增生、癌，以及功能亢进的异位甲状旁腺均可见病变处显像剂分布呈圆形、卵圆形、管型或不规则形的异常浓聚灶。

四、临床应用

(一) 甲状旁腺功能亢进症的诊断与术前定位

原发性甲状旁腺功能亢进症常见于甲状旁腺腺瘤（约占85%），可呈单个显像剂浓聚灶（图9－11）；甲状旁腺增生（约占12%），可呈多个显像剂浓聚灶；少见于甲状旁腺癌，可呈单个显像剂浓聚灶。继发性甲状旁腺功能亢进症通常多个腺体均增大而显影，可由维生素D缺乏或抵抗、严重肾功能不全、骨软化症、小肠吸收不良等因素引起（图9－12）。由于甲状旁腺素分泌过多导致破骨细胞活性增高，增加骨吸收、溶解、钙化不良，也可出现全身纤维囊性骨炎，影像表现为单发或多发囊状透亮区，边界清楚，大者可形成膨胀性外观及分房样改变，如病灶中纤维组织变性、出血，内含棕色液体，又称为"棕色瘤"，部分可摄取^{99m}Tc－MIBI。

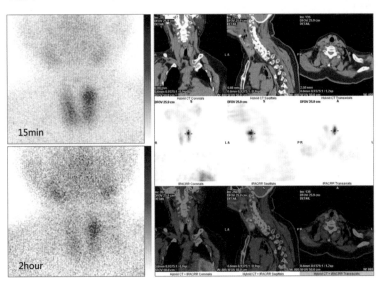

图9－11　左上甲状旁腺腺瘤^{99m}Tc－MIBI双时相显像与SPECT/CT融合影像

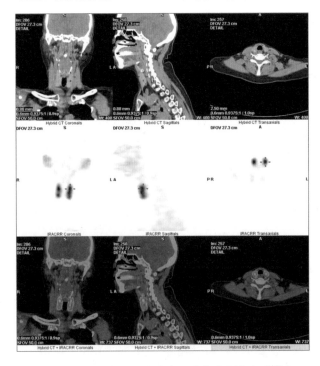

图9－12　慢性肾病Ⅴ期患者继发多个甲状旁腺增生

（二）异位甲状旁腺的定位诊断

甲状旁腺异位比例为6%～10%，相应部位呈单发显像剂浓聚灶。上甲状旁腺常异位于气管食管沟、颈动脉鞘内、甲状腺内、梨状窝等；下甲状旁腺常异位于胸骨上窝、胸膜内、前上纵隔内等，约20%异位于纵隔处（图9-13）。如纵隔区出现局限性浓聚灶，应注意与肺部恶性肿瘤及其转移灶鉴别。

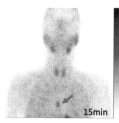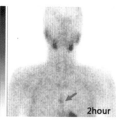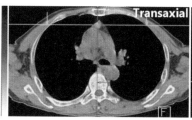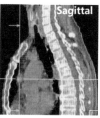

图9-13 前纵隔异位甲状旁腺腺瘤^{99m}Tc-MIBI双时相显像与SPECT/CT融合影像

⊕ **知识链接**

新型显像剂应用

目前^{11}C或^{18}F标记的氟代胆碱（fluorocholine，FCH）显像剂已应用于临床，^{11}C/^{18}F-FCH PET/CT显像与传统的^{99m}Tc-MIBI双时相法相比可明显提高甲状旁腺功能亢进症的检出率（图9-14）。胆碱作为磷脂合成的前体，参与细胞卵磷脂与细胞膜的合成。FCH作为胆碱类似物可被整合到增殖细胞膜上，功能亢进的甲状旁腺组织细胞增殖活跃、卵磷脂合成增加，可摄取更多的显像剂。临床经肘静脉注射显像剂100～300MBq，60分钟后采集图像，若病灶处出现局灶性浓聚影，则提示存在功能亢进的甲状旁腺组织。

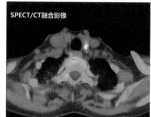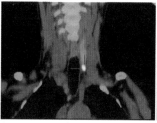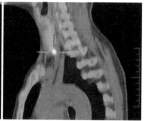

图9-14 ^{18}F-FCH PET/CT示：左叶甲状腺下极背侧软组织密度影处见点状核素分布浓聚灶

因此，积极地研发和应用新型的显像剂，以提高阳性率、明确诊断，进而指导临床治疗，为患者解除疾病痛苦是医务科研工作者职责所在。

第三节 肾上腺髓质显像

一、原理

肾上腺髓质具有合成和分泌肾上腺素和去甲肾上腺素（NE）等儿茶酚胺类激素的功能。NE在酶的作用下，可通过再摄取方式存储到肾上腺髓质嗜铬细胞的囊泡内。间位碘代苄胍（MIBG）是去甲肾上腺素的类似物，可浓聚于富含交感神经的组织或病变中。因此，用放射性核素标记的MIBG可被肾上腺髓质摄取而显影。

二、显像剂及方法

（一）患者准备

检查前一周停止使用影响 MIBG 摄取的药物；检查前 3 天至检查结束，口服复方碘溶液，5～10 滴/次，3 次/日，封闭甲状腺；显像前日晚，服用缓泻剂清洁肠道；临检排尿。

（二）显像剂

常用显像剂为 ^{131}I – MIBG，成人剂量为 74～111MBq（2～3mCi），儿童酌减。

（三）显像方法

缓慢静脉注射 ^{131}I – MIBG，注射时间>30 秒，分别于注射后 24 小时、48 小时（必要时 72 小时）采集前位和后位影像，对阳性病变区可在注射显像剂后 24 小时行 SPECT/CT 融合影像。对疑有异位、恶性嗜铬细胞瘤者，需行全身显像及局部 SPECT/CT 融合影像。

三、影像分析

（一）正常影像

正常人肾上腺髓质不显影，或仅有少数隐约显影，且影像小而不清晰，双侧大致对称。唾液腺、心肌、肝、脾、结肠、肾脏及膀胱等处可显影。

（二）异常影像

异常肾上腺髓质显像可表现为单侧或双侧肾上腺区域放射性浓聚，强度明显高于肝脏。双侧肾上腺髓质在 24 小时清晰显影或 24～72 小时显影增强，提示双侧肾上腺髓质增生；单侧或双侧肾上腺髓质在 24 小时明显显影或 24～72 小时显影明显增强，提示嗜铬细胞瘤（图 9 – 15）。10%～20% 的嗜铬细胞瘤于肾上腺以外部位出现异常局灶性浓聚影，提示异位嗜铬细胞瘤，常异位于膈肌以下。若一侧肾上腺部位可见明显浓聚影，伴肾上腺以外浓聚区应考虑恶性嗜铬细胞瘤转移灶（图 9 – 16）。

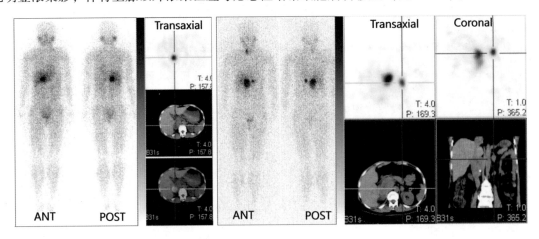

图 9 – 15　嗜铬细胞瘤 ^{99m}Tc – MIBG 肾上腺髓质全身与 SPECT/CT 融合影像

左：右侧嗜铬细胞瘤；右：双侧嗜铬细胞瘤

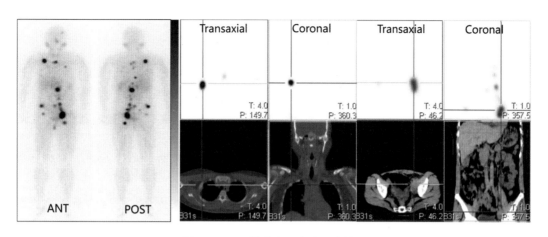

图 9 – 16　恶性嗜铬细胞瘤多发转移

四、临床应用

肾上腺髓质显像对于嗜铬细胞瘤的定位与定性诊断及治疗后随访，肾上腺髓质增生的辅助诊断，非嗜铬细胞瘤的辅助诊断，以及不明原因高血压的鉴别诊断有重要的临床价值。

简述题

1. 简述甲状腺的核医学显像在临床中的主要应用范畴。
2. 简述甲状旁腺显像的原理及临床应用。
3. 简述肾上腺髓质显像的原理及临床应用。

（李芳巍）

书网融合……

本章小结

微课

题库

第十章　心血管系统

📖 **学习目标**

    1. 掌握　心肌血流灌注显像、心肌葡萄糖代谢显像的图像分析和临床应用。心肌负荷试验的种类和原理。

    2. 熟悉　心肌血流灌注显像、心肌葡萄糖代谢显像的原理及方法；门控心血池功能显像图像分析、常用生理指标。急性心肌梗死灶^{99m}Tc – PYP显像的原理及方法。

    3. 了解　心肌血流灌注显像、心肌葡萄糖代谢显像的显像剂种类；门控心肌显像的原理。了解心脏受体显像的原理及方法。

    4. 学会心肌血流灌注显像的临床应用及典型图像的判读。

第一节　心肌灌注显像

一、原理

    心肌血流灌注显像（myocardial perfusion imaging，MPI）是指静脉注射显像剂后心肌细胞选择性的摄取和分布，用来反映静息和负荷状态下左心室心肌的血流灌注情况，门控心肌灌注显像还可观察左心室的局部室壁运动和计算左心室射血分数。

二、显像剂及方法

（一）显像剂

    心肌灌注显像剂种类很多，见表10 – 1。

表 10 – 1　临床常用心肌灌注显像剂及剂量

类型	英文缩写	名称	剂量	半衰期
单光子	^{99m}Tc – MIBI	^{99m}Tc – 甲氧基异丁基异腈	555～925MBq（15～25mCi）	6.02h
	（^{201}Tl）	^{201}铊	74～111 MBq（2～3mCi）	72h
	^{99m}Tc – tetrofosmin	^{99m}Tc – 替曲膦	555～925MBq（15～25mCi）	6.02h
正电子	^{82}Rb	铷82（^{82}Rb）	1259～1850MBq（35～50Ci）	75s
	^{13}N	（^{13}N）– 氨	555～740MBq（15～20mCi）	10min
	^{15}O	氧15（^{15}O）– 水	740～925MBq（20～25mCi）	2min

（二）显像方法

    1. 患者准备　患者检查前空腹，准备牛奶或脂餐备用；停用β受体阻断剂和钙通道拮抗剂1天以上，停用硝酸甘油1小时；药物负荷试验前1天停用氨茶碱和咖啡因。

    2. 显像方案

    （1）心肌显像方案按时间分为一日法和二日法。临床常用的^{99m}Tc – MIBI，静脉注射后1小时显像，可以行一日法和隔日法显像：其中一日法是先负荷显像，剂量370～555MBq（10～15mCi），之后静息显像，剂量925～1110MBq（25～30mCi）；隔日法是先负荷显像，剂量555～925MBq（10～15mCi），如影像异常再隔日静息显像，剂量同负荷显像。^{201}Tl 利用其"再分布"特性，通常先做负荷显像，约 3 小时后做延迟显像。正电子显像剂共同特性是半衰期短，适合一日内多次显像。

（2）按显像特点分为静息心肌显像和负荷心肌显像 [包括运动心肌灌注显像，药物负荷心肌灌注显像（潘生丁、腺苷或多巴酚丁胺等）]。

1）运动负荷试验 试验的原理基于人体剧烈运动时，耗氧量和需氧量上升，心脏负荷增加，正常冠状动脉扩张使得相应区域冠状动脉血流量增加 3～5 倍，而病变冠状动脉不能有效扩张，供血区域血流量明显低于正常部位。

2）药物负荷试验 试验的原理基于药物扩张正常冠状动脉增加心肌血流，而病变动脉难以达到正常动脉扩张的程度，常用药物有腺苷、双嘧达莫和多巴酚丁胺。两种负荷试验均通过增加正常与病变血管供血区显像剂分布差异，提高心肌缺血的探测效能。常用于患者身体原因不能或不愿运动试验。

3. 显像类型 按显像仪器分为 SPECT 或 PET 心肌灌注显像。通常根据图像采集方法分为平面显像和断层显像（包括门电路和非电路心肌断层显像）。

（1）平面显像（planar imaging） 常用的显像体位有前位（ANT）、左前斜位 30°～45°或左前斜位 70°。

（2）断层显像（tomography） 通常自右前斜位 45°至左后斜位 45°采集 180°弧度，采集 30～60 个投影，也可以采集 360°弧度。

1）门控心肌断层显像（gated mycardial pertfusion tomography） 应用 ECG 作为门控信号，R 波为触发信号。一次投影，每个心动周期可采集 8～16 帧图像。该显像方法可以在一次采集的信息基础上同时获得心脏的心肌血流灌注、心肌活力、室壁运动、射血功能和收缩协调性等有关参数。

2）非门控心肌断层显像 采集心肌断层图像，经后处理软件获得左心室心肌血流灌注图像。

三、影像分析

（一）正常影像

短轴断层图像（short axis）是垂直于心脏长轴从心尖向心底的依次断层影像，呈环状，可显示左心室各室壁；水平长轴断层图像（horizontal long axis）是平行于心脏长轴，由横膈面向上的依次断层影像，呈马蹄状，可显示左心室间壁、侧壁及心尖；垂直长轴断层图像（vertical long axis）是垂直于上述两个轴断层，由室间隔向左侧壁的依次断层影像，形同横位马蹄状，可显示左心室前、下后壁及心尖（图 10-1）。

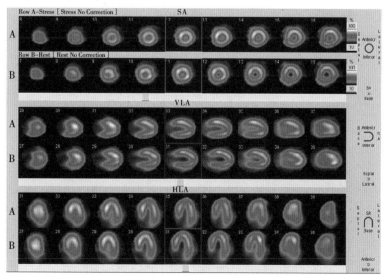

图 10-1 正常负荷和静息心肌灌注影像

1、3、5 排为负荷影像；2、4、6 排为静息影像短轴断面、水平长轴断面和垂直长轴断面，与冠状动脉供血区的关系如图 10-2 所示。

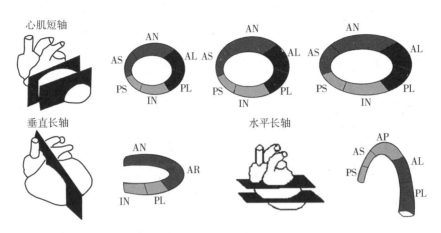

图 10-2　心肌灌注显像与冠状动脉供血区的关系模式图。

AN：前壁；AL：前侧壁；PL：后侧壁；AS：前间壁；PS：后间壁；IN：下壁；PO：后壁；AP：心尖；

灰偏白色区域表示右冠状动脉支配区，灰色区域为前降支支配区，灰黑色为回旋支支配区

（二）异常影像

某心肌节段在≥2 个不同方向的断面影像上出现≥2 个连续层面的显像剂分布稀疏或缺损判定为异常；根据静息和负荷心肌灌注影像的对比分析，分为可逆性缺损、不可逆性缺损、混合性缺损等类型（图 10-3）。

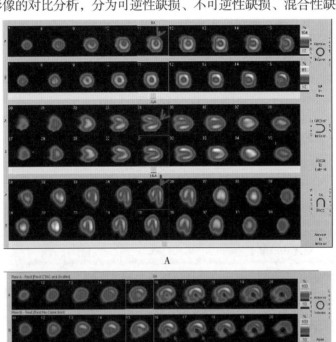

A

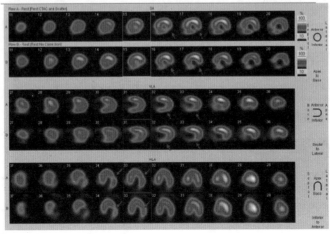

B

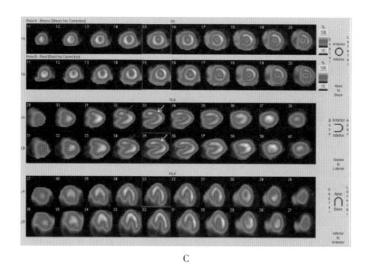

C

图 10 - 3　不同类型的负荷、静息心肌血流灌注影像

1、3、5 排为负荷影像；2、4、6 排为静息影像

A. 可逆性缺损；B. 不可逆性缺损；C. 混合性缺损（红色箭头——可逆性缺损，黄色箭头——不可逆性缺损）

1. 可逆性缺损（reversible ischemia）　指负荷心肌灌注影像存在稀疏或缺损，而静息（^{99m}Tc - MI-BI）或延迟（^{201}Tl）影像又出现显像剂分布或填充，提示局部心肌缺血。

2. 不可逆性缺损（irreversible defects）或称固定性缺损（fixed defects）　指负荷和静息（或延迟）影像都存在稀疏或缺损，且没有变化，提示局部心肌梗死或严重缺血。

3. 部分可逆性缺损　负荷心肌灌注影像显示稀疏或缺损，而静息（或延迟）显像时该区域范围缩小或摄取有增加。提示局部心肌梗死伴缺血。

4. 反向再分布　早期或负荷显像放射性分布正常，但延迟或静息显像出现放射性稀疏或缺损。或者早期或负荷态显示放射性分布稀疏缺损，而延迟或静息显像出现新的更严重的缺损。排除技术因素的影响，大多见于冠状动脉痉挛的患者，也见于溶栓治疗或 PTCA 经皮冠状动脉成形术治疗的心肌梗死患者，或稳定性冠心病、X 综合征患者，也可见于部分正常人。

5. 花斑型稀疏缺损　早期、负荷态影像和延迟静息态影像都呈现为心室壁内散在的斑片样放射性缺损或稀疏。此模式多见于心肌病、心肌炎。

（三）心肌定量分析

1. 极坐标靶心图分析（polar's eye analysis）　是根据圆周剖面分析法的原理将短轴断层影像以极坐标展开成二维图像，并以不同的颜色显示心肌各壁相对计数值的半定量分析法。可获得左心室心肌灌注、室壁活动及增厚率等影像（图 10 - 4）。

（1）**心肌计数密度测定法**　应用勾画感兴趣区（ROI）法获得整个左心室心肌中最大计数区作为正常参考区，其他任何心肌节段的计数与正常参考区相比，其计数密度相当于 85% ~ 100% 时为衰减等因素所致的非病理性改变；计数密度为 60% ~ 85% 时为轻度缺损；50% ~ 60% 的减低为中度缺损；而低于 50% 的计数密度为严重减低。一般计数密度大于 50% 时多提示为存活心肌。

（2）**缺血程度分级**　通过简单肉眼法进行半定量分析。一是根据显像剂分布缺损的大小不同，将缺损分为大、中、小缺损，如果在一个以上断层面上出现大于两个心肌节段的较大范围受损则为大的缺损；而中度缺损是在一个以上的断层面上出现一个心肌壁的受损；小缺损是指小于一个心肌节段的受损。二是根据显像剂分布缺损或稀疏的严重程度不同采用记分法半定量估计：0 为正常，1 为轻度或可疑减低，2 为中度减低，3 为严重减低。可根据负荷显像缺损的总积分进行危险度分级，通常总积分 < 4 为正常或大致正常；4 ~ 8 为轻度异常；9 ~ 13 为中度异常；大于 13 为重度异常。

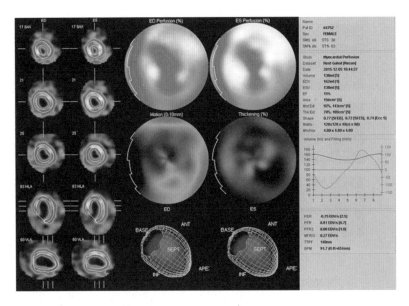

图 10 - 4　心肌灌注影像极坐标靶心图

（心功能参数、舒张末期和收缩末期血流灌注率、室壁活动、室壁增厚率）

2. PET 心肌灌注显像定量分析　可获得心肌血流量（myocardial blood flow，MBF），正常静息 MBF 为 0.98 ± 0.23ml/（min·g），负荷 MBF > 2.5ml/（min·g）（图 10 - 5A），如果负荷 < 2.5ml/（min·g）（图 10 - 5B）可诊断冠状动脉血流储备减低，为临床行冠状动脉血流重建的可靠标准。通过计算最大扩张冠状动脉 MBF/静息 MBF 的比值，可获得冠状动脉血流储备（coronary flow reserve，CFR）。

3. 肺/心脏比值（LHR）　肺/心脏比值 = 左肺 ROI 像素平均计数/心肌 ROI 像素平均计数。在运动负荷诱发的左室功能不良患者中，肺的摄取增加，在平面显像或 SPECT 采集原始图像上表现为肺部放射性明显增加。

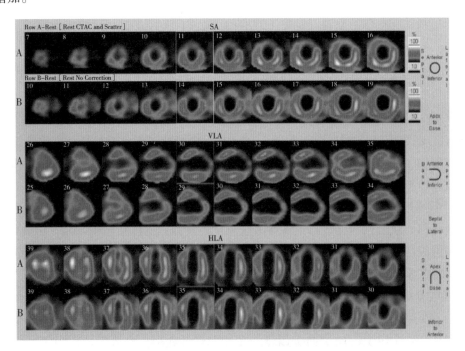

图 10 - 5　负荷/静息心肌血流灌注影像

1、3、5 排为负荷影像；2、4、6 排为静息影像

前壁、心尖部、下后壁、呼室间隔及后侧壁混合性心肌缺血和梗死

四、临床应用

（一）冠心病心肌缺血的诊断

1. 评价　准确评价心肌缺血的部位、范围、程度和状动脉的储备功能及心室各局部室壁运动（图10-5）。

在多支血管病变中确定"罪犯"血管无论对于有创的冠状动脉造影还是无创的冠状动脉CTA均是一件困难的工作，因为"罪犯"血管并非总是狭窄程度最重的血管，而"罪犯"血管却是PTCA等血管重建治疗的首选处置血管。心肌灌注显像可以准确显示心肌的缺血部位及状况，为检测"罪犯"血管的提供最有效手段。从后面的病例分析中我们可以得到证实。

2. 冠心病危险度分级　负荷心肌灌注显像可预测冠心病患者心脏事件的危险性，做出危险度分级。高危心肌灌注影像具有如下特征：①在≥2支冠状动脉供血区出现多发性可逆性缺损或者出现较大范围的固定缺损；②门控SPECT显像中测定的左心室EF值<40%；③运动负荷后肺摄取显像剂增加；④负荷试验心肌显像可见左心室暂时性或持续性扩张；⑤左主干冠状动脉供血区心肌显像呈可逆性缺损。

⇒ **案例引导**

　　临床案例　患者，女性，60岁。间断胸痛12年，再发20天。检查肌钙蛋白T 0.299ng/ml，乳酸脱氢酶330U/L↑，肌酸激酶（速率法）951U/L↑，肌酸激酶同工酶144.7U/L↑，α-羟丁酸脱氢酶266U/L↑。彩超心脏：节段性室壁运动异常。心脏MRI：考虑心肌缺血。冠脉造影：三支病变累及前降支、回旋支及右冠脉。

　　为了在进一步明确"罪犯"血管，医生建议患者行PET心肌血流灌注/代谢显像（图10-6）。

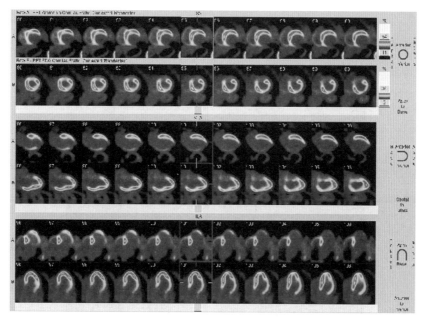

图 10-6　PET 心肌血流灌注（奇数排）与代谢（偶数排）显像
右心显影、左心腔室腔轻度扩大。左心室前壁近心尖部、心尖部、下壁、间隔近心尖部及基底部、
外侧壁心肌代谢/灌注显像部分不匹配，考虑上述部位心肌重度缺血-梗死，大部分心肌存活

当医生拿到 PET 心肌血流灌注/代谢显像分析的报告单后决定行冠状动脉支架置入手术。术后半年复查 PET 心肌血流灌注/代谢显像提示：与术前 PET/CT 比较，左心室室腔轻度扩大。左心室下壁近心尖部、心尖部、下壁基底部、外侧壁基底段血流灌注改善。左心室前壁基底段、近心尖部、心尖部、下壁基底段、外侧壁基底段代谢改善（图 10-7）。

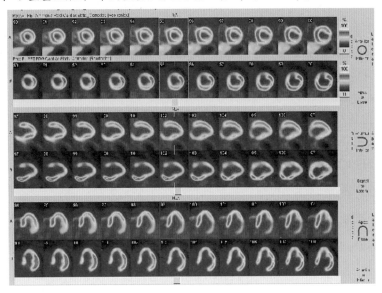

图 0-7　术后复查 PET 心肌血流灌注（奇数排）与代谢（偶数排）显像

讨论　如何准确区分心肌血流灌注与代谢显像？

3. 冠心病治疗后疗效评价　心肌灌注显像是评价冠心病疗效的重要方法，监测冠状动脉重建术后疗效及指导下一步治疗方案（图 10-8）。

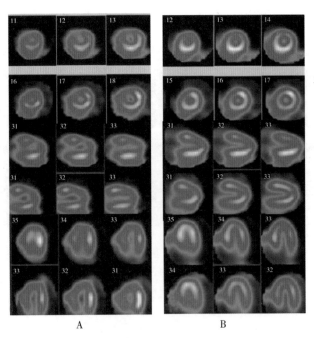

图 10-8　心肌缺血冠脉重建前（A）后（B）心肌灌注影像比较

1、3、5 排为 CT 校正；2、4、6 排为无 CT 校正

治疗前后左心室前壁近心尖部、心尖部、前间壁和室间隔缺血明显改善。

4. 负荷心肌灌注显像对冠心病的预测价值 在冠心病概率低的群体，在检查前冠状动脉疾病的概率为40%～70%的群体，负荷心肌显像鉴别价值最佳，这类群体包括非典型胸痛、有主要危险因素但无症状的患者或者有阳性的运动心电图结果但无症状的患者。

（二）心肌梗死

1. 急性心肌梗死的诊断 急性心肌梗死后6小时心肌灌注显像均出现灌注异常，联合心肌代谢显像可有效判断相应部位心肌存活情况及梗死范围。

2. 指导冠脉重建和再通治疗 急性心肌梗死治疗的关键是及时对阻塞冠脉的重建和再通，恢复局部心肌血供，挽救可逆转的缺血心肌，改善患者预后。心肌灌注/代谢显像评价局部梗死心肌的存活情况，对冠脉重建和再通治疗起着决定性作用。

3. 早期估计预后 低危患者见于心肌显像正常或表现为单支血管病变的小而固定的缺损，提示其预后较好；高危患者心肌显像表现为梗死区周围有明显的残留缺血灶、急性梗死区的远处出现缺血（多支血管病变）和肺摄取显像剂增高等，提示其预后不佳。

（三）其他心脏疾病的诊断

1. 微血管病变 不仅仅局限于大的冠状动脉病变引起的结构和功能的异常，越来越重视小（微）血管病变（直径300～400μm）所致的功能和结构的异常。冠状小动脉病变所致的微血管性心绞痛（如X综合征）表现为心肌血流灌注正常，心肌病和病毒性心肌炎表现为多发、非节段性显像剂稀疏或缺损。

2. 心肌病的鉴别诊断 扩张型心肌病的心肌影像表现为普遍性分布稀疏，伴有心室腔扩大，心肌壁厚度变薄；肥厚型心肌病的心肌壁增厚，心室腔变小，非对称性间壁肥厚者，心肌显像可见室间壁与左室后壁的厚度比值大于1.3。而由于冠状动脉粥样硬化引起的心肌缺血，则心肌显像的变化与冠状动脉血管分布的节段呈一致，有助于鉴别。

3. 心肌炎的辅助诊断 在病毒性心肌炎患者，心肌灌注显像可表现为不规则放射性分布稀疏，可累及多个室壁，心室腔一般不扩大。

第二节　心肌代谢显像

心肌可利用游离脂肪酸、葡萄糖、乳酸、丙酮酸、酮体、氨基酸等作为能量来源。其中葡萄糖和脂肪酸是心肌细胞代谢最主要的能量物质。因而心肌葡萄糖代谢显像成为最常见的心肌代谢显像。

一、心肌葡萄糖代谢显像原理

空腹时游离脂肪酸是心肌的主要能量底物。而进餐后正常心肌细胞则主要利用葡萄糖。心肌细胞发生坏死后，心肌的所有代谢活动均停止，葡萄糖是缺血心肌的唯一能源。^{18}F－脱氧葡萄糖（^{18}F－FDG）是葡萄糖类似物，与葡萄糖一样能被己糖激酶催化，变成^{18}F－FDG－6－磷酸（P），由于^{18}F－FDG－6－P不是糖酵解的底物，不参与进一步代谢，而以^{18}F－FDG－6－P的形式滞留在心肌细胞内。

二、显像剂及显像方法

常用显像剂为^{18}F－脱氧葡萄糖（^{18}F－FDG），剂量185～370MBq（5～10mCi）。检查前禁食6小时以上，显像前1小时口服葡萄糖50～75g，糖尿病患者需胰岛素调节血糖水平至7.8～8.9mmol/L。静脉注射45～50分钟后显像。

三、影像分析

同心肌灌注显像，正常心肌葡萄糖代谢影像表现为显像剂分布均匀，发生心肌梗死时出现显像剂分布缺损。结合心肌灌注影像判断心肌是否存活。存活心肌（viable myocardium）指暂时失去收缩功能但代谢活动仍正常或者更为旺盛的心肌细胞，坏死心肌即不可逆性心肌损害形成瘢痕组织。当心肌血流灌注显像局部稀疏或缺损区，在葡萄糖代谢显像上^{18}F – FDG 摄取正常或相对增加，呈"灌注/代谢不匹配"影像，即可诊断该区域心肌存活（图10 – 9），如心肌血流灌注和葡萄糖代谢显像均表现为局部稀疏或缺损区，呈"灌注/代谢匹配"影像，即可诊断该区域心肌无存活或为瘢痕组织。

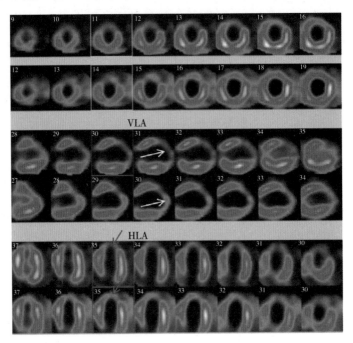

图 10 – 9　心肌灌注和代谢影像

黄色箭头——心肌灌注和代谢不匹配；红色箭头——心肌灌注和代谢匹配

四、临床应用

1. 存活心肌的判断（detection of myocardial viability）　　局部心肌"灌注/代谢"影像是确诊该区域心肌是否存活的金标准。存活心肌主要有缺血心肌、冬眠心肌及顿抑心肌等。坏死心肌，即不可逆性心肌损害形成瘢痕组织。

⊕ **知识链接**

心肌存活评价

评价存活心肌的核素显像方法包括：心肌灌注 SPECT 显像、双核素心肌灌注/代谢 SPECT 显像、心肌 PET 显像。显像原理各不相同，包括评价心肌的血流、葡萄糖代谢、脂肪酸代谢、线粒体功能、细胞膜的完整性等。^{18}F – FDG PET 目前被认为是判断心肌活性的"金标准"。在评价患者的预后方面，各种显像方法之间并无显著差别。总体上，SPECT 的诊断价值（灵敏度和特异性）要低于 PET；在临床应用中，可以依据实际情况选择适当的显像方法。在冠心病合并左心功能严重减低的患者（EF <35% ~40%）将心肌显像用于评估心肌存活：①有明显存活心肌，冠状动脉血管重建将显著提高患者的心功能、改善临床症状、提高生活质量和改善预后；②没有存活心肌，冠状动脉血管重建治疗不能改善患者的预后。

2. 诊断心肌缺血　禁食态缺血心肌^{18}F – FDG 摄取量有所增加，与正常心肌聚集量减少形成对比，成为"热区",据此可诊断心肌缺血。

3. 心肌肿瘤的探测 原发心脏肿瘤中约 3/4 为良性（多为黏液瘤和脂肪瘤）、l/4 为恶性（多为肉瘤，如血管肉瘤、脂肪肉瘤、横纹肌肉瘤等），继发性心脏肿瘤则绝大多数为恶性（以转移瘤最常见）。抑制正常心肌葡萄糖摄取的代谢显像图像本底较低，可以发现不同代谢程度的上述心脏肿瘤性病变。

第三节 心血池与心脏功能显像

一、原理与方法

心血池与心脏功能显像常用平衡法门控心血池显像，是指静脉注射^{99m}Tc - RBC 后在血液循环中达到平衡，用心电门控方式来采集心血池影像，通常每一个心动周期设定 16 ~ 32 个时间段，连续采集 300 ~ 400 个心动周期按时间段进行影像迭加，获得 R - R 间期内的心血池系列影像，画左右心室 ROI 经后处理获得左右心室的时间 - 放射性曲线（又称心室容积曲线）来计算左、右心室的心功能参数。以左前斜45°采集可将左、右心室最佳分隔。

二、影像分析

（一）局部室壁运动

通过心动电影可以直观地显示心室各壁的收缩及舒张运动，正常室壁运动是各节段心肌协调均匀地向心收缩和向外舒张。通常将局部室壁运动分为正常、运动减低、无运动和反向运动四种类型。

（二）心室容积曲线及心功能测定

心室容积曲线可计算出左或右心室的心功能指标，如射血分数、心排出量、高峰射血率/充盈率、高峰充盈时间、1/3 充盈率和平均充盈率、收缩末期容积和舒张末期容积等。

（三）时相分析

心室影像的每一个像素都可以生成一条时间 - 放射性曲线，由于心室的运动呈周期性变化，故该曲线也呈周期性变化，对曲线进行傅里叶转换可获得心室局部开始收缩的时间（时相）和收缩幅度（振幅）两个参数，用此两参数可以获得下列功能指标图和曲线，以评价左右心室局部收缩的起始时间、顺序和强度，这种系统分析方法称为相位分析，又称时相分析（phase analysis）。

1. 时相图（phase image） 是以不同的灰度或颜色反映心肌壁发生收缩的时间，灰度越高示时相度数越大，即开始收缩的时间越晚。

2. 时相直方图（phase histogram） 为心室时相度数的频率分布图，纵坐标代表分布的频率，横坐标为时相度数（0 ~ 360°）。

3. 振幅图（amplitude image） 是以不同颜色反映心脏各部位收缩幅度的大小。

4. 时相电影 在心血池序列影像基础上，以白点或黑点标示依次收缩和传导的顺序，并用电影方式显示心室肌兴奋传导的模拟过程，即时相电影。

三、临床应用

（一）冠心病

1. 早期诊断 早期无症状心肌缺血患者，局部室壁运动异常和射血分数减低，特别是负荷试验后出现局部射血分数进一步减低，是早期诊断心肌缺血的重要依据。

2. 心脏功能和预后评估 心脏功能测定能准确反映心室收缩功能、顺应性、协调性及室壁运动，可用于判断病情的严重程度、预测心脏事件的发生、评价药物和手术疗效和预后评估（图 10 - 10）。

（二）室壁瘤的诊断

心脏舒张时病变心肌向中心凹陷，收缩时向外膨出，与正常室壁运动方向相反，即反向运动又称矛盾运动，是诊断室壁瘤的特征影像，同时局部射血分数减低，心室轴缩短率呈负值，相位图示局部时相明显延迟；相位直方图上在心室峰与心房峰之间出现附加峰，相角程明显增宽（图 10 - 11）。

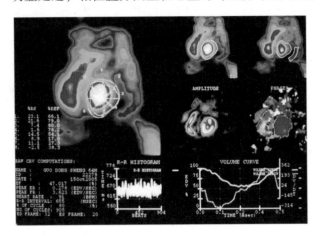

图 10 - 10 心脏功能测定

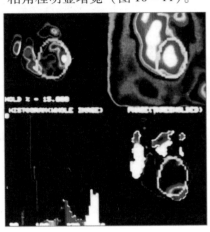

图 10 - 11 心尖部室壁瘤

（三）心血管疾病的辅助诊断

心血池显像在心肌病、充血性心力衰竭和瓣膜性心脏病、心脏传导异常以及监测化疗对心脏的毒性作用等方面具有一定的诊断价值。

第四节 心脏受体显像

一、原理与方法

心脏神经系统包括以去甲肾上腺素（norepinephrine，NE）为递质的交感神经和以乙酰胆碱（acetylcholine，ACh）为递质的副交感神经。交感神经末梢释放的 NE 作用于心肌细胞中的 β_1 肾上腺素能受体，副交感神经末梢释放的 ACh 作用于心肌中的毒蕈碱受体（M 受体）。放射性核素标记的 NE 类似物均可通过与 NE 类似的摄取途径进入交感神经末梢并贮存于囊泡中，从而达到心脏交感神经显像的目的。β 受体和 M 受体的配体，可通过特异的受体 - 配体结合反应，用于心脏受体显像。

显像剂主要有突触前和突触后功能显像剂。突触前显像剂包括儿茶酚胺类（如多巴胺、NE、肾上腺素）和儿茶酚胺类似物间位碘代苄胍（meta - iodobenzyl guanidine，MIBG）、氟间羟胺（^{18}F - metaraminol，FMR）和羟基麻黄素（hydroxyephedrine，HED）；突触后显像剂主要是 β 受体和 α 受体显像剂。目前临床上 SPECT 显像最常用的显像剂是^{123}I - 间碘苄胍（MIBG），可用 SPECT 进行。PET 显像最常用的显像剂为^{18}F - fluorodopamine，^{11}C - HED 等。

二、影像分析

^{131}I - MIBG 心肌显像采用勾画心脏和纵隔的感兴趣区得到纵隔放射性比值（H/M），H/M 正常值范围为 1.9 ~ 2.8，平均值为 2.2。根据早期及延迟期心肌平面显像的放射性计数计算出 MIBG 的洗脱率

（WR），即 $W = (H_1 - H_2/H_1) \times 100\%$（$H_1$ 代表早期局部放射性计数，H_2 代表延迟相时相同部位放射性计数，W 反映 MIBG 在心脏的滞留），它可以反映交感神经传递中儿茶酚胺的循环，正常对照组的洗脱率为 $(9.6 \pm 8.5)\%$。

三、临床应用

急性心肌梗死、缺血性心脏病、肥厚性心肌病、扩张性心肌病、糖尿病、充血性心力衰竭和其他一些病变均有心交感神经功能障碍的报道，表现为心脏交感神经功能异常或心肾上腺能受体密度变化之间的关联。

第五节 急性心肌梗死灶^{99m}Tc – PYP 显像

某些标记化合物静脉注射后能迅速被急性梗死的组织所摄取，使急性梗死的心肌以"热区"显示，而正常心肌及陈旧性梗死的心肌则不显影，故也称为心肌热区显像或亲心肌梗死显像。

一、原理与方法

急性心肌梗死后，钙离子迅速进入病灶，并在坏死心肌细胞的线粒体内形成羟基磷灰石结晶沉积下来，而^{99m}Tc – 焦磷酸盐（^{99m}Tc – PYP）通过与该结晶进行离子交换或化学吸附或者与钙离子相似的方式而聚集在不可逆性损害、但仍有残留血液灌注的心肌细胞内，从而使梗死病灶显影。

二、影像分析

1. 正常影像 正常心脏部位无明显放射性浓集，只有肋骨、胸骨和脊柱显影（图 10 – 12）。

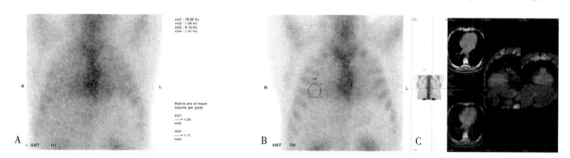

图 10 – 12 正常^{99m}Tc – PYP 图像
注射显像剂 1 小时后（A）、3 小时后（B）平面显像与断层显像（C）

2. 异常影像 Willer 和 Parkey 根据心肌中放射活性高低将异常图像分为 5 级（图 10 – 13）。
（1）0 级 心肌部位无放射活性。
（2）1 级 心肌可疑或有很低的放射活性。
（3）2 级 心肌放射性活性低于胸骨的放射性强度。
（4）3 级 心肌放射性活性等于胸骨的放射性强度。
（5）4 级 心肌放射性活性高于胸骨的放射性强度。
一般 2 级以上为阳性。

三、临床应用

（1）原有心电图异常可能掩盖急性心肌梗死心电图表现，如完全性左束支传导阻滞、陈旧性心肌梗死、心室起搏等。

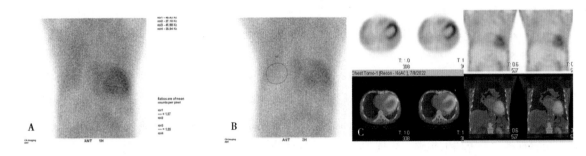

图 10 – 13 异常^{99m}Tc – PYP 图像

注射显像剂 1 小时后（A）、3 小时后（B）平面显像与断层显像（C）心脏的显像剂摄取明显高于纵隔与胸骨

（2）老年性无痛心肌梗死，心电图和酶学无法确诊者。

（3）症状发作后 48 小时，心肌酶学检查已恢复正常。

（4）范围小的非穿壁性心肌梗死，心电图检查有困难。

（5）右室梗死，多与下壁心肌梗死同时存在。

（6）陈旧性心肌梗死基础上急性再梗死的诊断。

（7）评估急性梗死灶大小及预后的估计，不稳定型心绞痛患者的评价。

第六节 比较影像学

一、冠脉造影

冠脉造影是判断冠状动脉有否狭窄的"金标准"，但该检查是一种有创的检查手段，无法判断冠脉狭窄的病理生理意义，且对远端血管的狭窄或闭塞价值有限，特别是微血管病变。对于冠脉造影证实有血管狭窄患者，狭窄区负荷心肌显像阳性可作为其生理学意义的有力证据。

二、冠脉 CT 血管成像

冠脉 CT 血管成像（CT angiography，CTA）具有与冠脉造影类似的诊断效能，且安全无创，在冠状动脉粥样硬化和狭窄或闭塞性病变、冠状动脉畸形或变异以及心肌桥等方面具有一定价值。目前 SPECT/CT 融合显像（心肌灌注显像、CTA 和融合显像）能充分显示冠状动脉解剖结构、心肌血流分布情况以及冠状动脉与相应心肌的匹配关系，具有很大的临床应用前景。

三、超声心动图

超声心动图（echocardiography，ECHO）常用于评估心脏及近端大血管的解剖结构和功能特性，简便易行，安全无辐射，价格低廉。有经胸 ECHO、经食管 ECHO 和负荷 ECHO，后者在诊断冠心病、血管重建术前评价存活心肌和患者的心脏危险分层有一定的价值，但均须在心脏负荷达到次级量的状态下进行，临床实际操作性相对较差。

四、心脏 MRI 影像

MRI 能清晰显示心脏和近端大血管的较细微的解剖结构，是评估心室容积、射血分数、心脏疤痕组织的参考标准，是临床确诊心包增厚和缩窄性心包炎的首选方法；另外，在评价肿瘤累及心脏、心包或纵隔，以及明确先天性心脏病的心脏和血管解剖等方面有重要价值（图 10 – 14）。

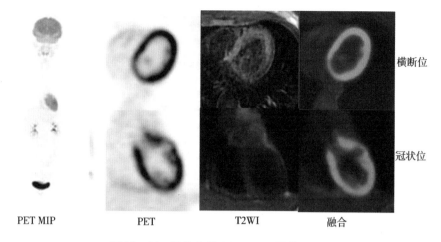

| PET MIP | PET | T2WI | 融合 |

横断位

冠状位

图 10 – 14 正常心脏 PET/MRI 图像

⇒ 案例引导

临床案例 患者，女性，64 岁，自觉活动时出现胸闷、气短及心前区不适 3 个月余，加重 2 周，休息后可自行缓解，或舌下含服"丹参滴丸"后可缓解，既往高血压病史 20 余年。入院后为明确诊断行隔日法静息/负荷心肌灌注显像。

影像表现：负荷相示左心室心肌放射性分布欠均匀，前壁基底段、心尖部及下后壁可见节段性异常放射性稀疏区，静息相示上述放射性稀疏区可见部分放射性填充，其他节段未见明显异常放射性稀疏缺损区。室壁运动可见左心室侧壁和下后壁运动减弱，舒张末期容积为 107ml，收缩末期容积为 53ml，EF 值为 51%（图 10 – 15）。

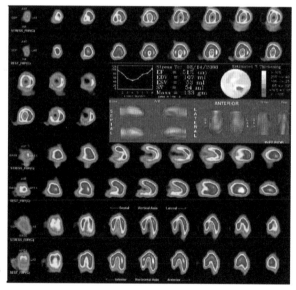

图 10 – 15 静息/负荷心肌灌注显像（奇数排侧）和心功能参数（偶数排）

讨论 1. 该患者的临床诊断？

2. 诊断的依据是什么？

简述题

1. 简述心肌血流灌注显像的临床应用。
2. 试述负荷心肌灌注显像的原理。
3. 简述心肌葡萄糖代谢显像的临床应用。

（白　侠　王相成）

书网融合……

本章小结

微课

题库

第十一章　骨、关节系统

PPT

📖 **学习目标**

1. 掌握　骨、关节显像在恶性肿瘤骨转移和代谢性骨病中的临床应用。

2. 熟悉　骨、关节显像在原发性骨肿瘤、其他良性骨关节病的临床应用，以及骨密度测定基本原理与诊断标准。

3. 了解　骨显像的原理、方法，以及与相关影像学检查的比较。

4. 学会骨、关节显像的正常影像学表现、肿瘤骨转移 SPECT/CT 融合成像影像学表现。

第一节　骨、关节显像

一、原理

骨关节显像是指应用某种亲骨性核素或其标记化合物，通过离子交换和化学吸附方式，显示全身各部位骨、关节的血流灌注和显像剂分布与吸收情况。局部骨骼摄取程度与其血流、代谢活跃程度和交感神经状态等有关。

二、显像剂及方法

（一）患者准备

无需特殊准备，注射后 3 小时内患者饮水 500 ~ 1000ml，多次排尿，显像前尽量排空膀胱。

（二）显像剂

临床上常用显像剂有两种，即^{99m}Tc - 亚甲基二膦酸盐（^{99m}Tc - MDP）和^{18}F - 氟化钠（^{18}F - NaF）。

1. ^{99m}Tc - MDP SPECT 显像　剂量 740 ~ 1110MBq（20 ~ 30mCi），静脉注射 2 ~ 6 小时后显像。

2. ^{18}F - NaF PET 显像　剂量 185 ~ 370MBq（5 ~ 10mCi），静脉注射 30 分钟至 2 小时后显像。

（三）显像方法

检查者取仰卧位，根据不同的显像剂和检查目的选用合适的准直器进行显像，可分为：①全身或局部骨静态显像，获得骨骼前、后位影像；②骨 SPECT/CT 断层和（或）融合显像，可获得骨代谢功能和解剖形态学表现，提高了骨转移灶的诊断效能；③骨动态显像即三时相骨显像，获得局部骨骼血流相、血池相以及延迟相影像。

⊕ **知识链接**

三时相骨显像

三时相骨显像即骨动态显像，获得局部骨骼的血流相、血池相和延迟相三种影像。①血流相：探头将感兴区包含在 SPECT 视野内，采集约 30 帧；采集矩阵为 64 × 64 × 16 或者更大，采集速度为2~5秒/帧。②血池相：是指继血流相之后即刻采集，速度为3~5分钟/幅；必须在注射示踪剂后的10分钟之内采集完成；采集矩阵为128×128×16或者更大，计数为200~300K/幅。③延迟相：在注射显像剂后2~5小时内完成。采集矩阵为128×128×16或256×256×16，计数为500~1000K/幅。

三、影像分析

（一）正常影像

正常成人全身骨骼显像清晰，左右两侧显像剂分布呈均匀和对称分布。代谢旺盛的松质骨如扁平骨（颅骨、肋骨、胸骨、椎骨）和长骨骨骺端显像剂聚集较多，而密质骨如长骨干显像剂聚集相对较少。正常儿童、青少年全身骨骼影像较成人普遍增浓，骨骺显影明显。肋骨清晰是显像剂标记良好和显像条件适当的标志。经肾脏排泄，可见双肾和膀胱显影（图11-1，图11-2）。

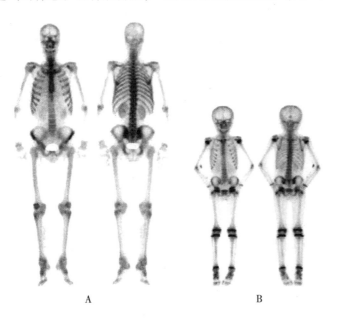

图11-1　全身骨骼SPECT正常前后位影像

A. 成人；B. 儿童

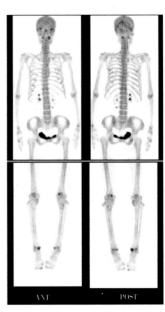

图11-2　全身骨骼PET/CT正常3D影像

（二）异常骨骼影像

常见异常影像为显像剂分布不均匀、不对称，呈局限性或弥散性增浓或减淡（图11-3）。其中"超级骨显像"（super bone scan）是全身骨骼影像中显像剂分布呈均匀、对称性的异常浓聚，骨骼影像异常清晰，软组织内分布极低，而双肾和膀胱不显影或显影，常见于恶性肿瘤广泛性骨转移或代谢性骨病（如甲状旁腺功能亢进症）患者。

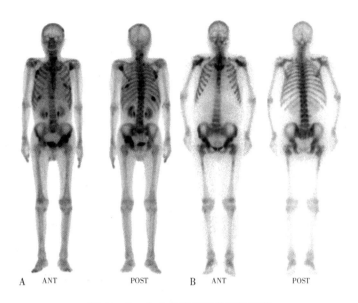

图 11 - 3　全身骨骼异常前后位影像

A. 多发转移浓聚灶；B. 超级骨显像（骨转移）

四、临床应用

（一）骨转移瘤

临床上为了早期诊断恶性肿瘤患者是否骨转移，应行全身骨显像，以了解全身骨骼骨盐代谢状况，对于肿瘤患者的临床分期、治疗计划、评价疗效和随访均有重要价值。

骨转移瘤（bone metastasis tumors）常见表现形式为：①多发、无规律、大小不等和形态各异的显像剂分布增高或（和）浓聚区为典型表现，多见于成骨性骨转移患者，如前列腺癌、支气管类癌等（图11 -4）；②多发、无规律显像剂浓聚和稀疏缺损并存，见于溶骨性和成骨性骨转移并存的患者，如肺癌、乳腺癌、消化道恶性肿瘤等（图11 -5）；③单发/多发显像剂分布稀疏或缺损区，见于溶骨性骨转移破坏为主的肿瘤，如肾癌、消化道肿瘤、甲状腺癌等。

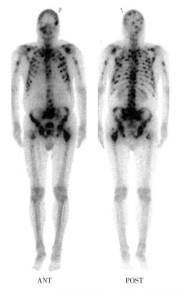

图 11 - 4　前列腺癌骨转移前后位影像

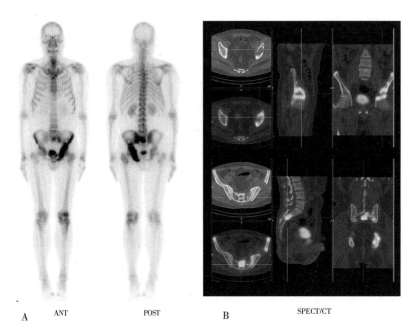

图 11 - 5　肺癌骨转移影像（溶骨灶）

A. SPECT 前后位；B. SPECT/CT

（二）原发性骨肿瘤

原发性骨肿瘤（primary bone tumors）分为良性骨肿瘤和恶性骨肿瘤，前者多见于骨软骨瘤、骨巨细胞瘤等，后者多见于骨肉瘤、软骨肉瘤等。全身骨显像可早期发现病变、累及范围原发灶以外的骨转移病灶，有助于治疗后的随访和疗效监测。三时相骨显像和 SPECT/CT 融合显像可进一步提升对骨骼病灶良恶性鉴别（图 11 - 6，图 11 - 7）。

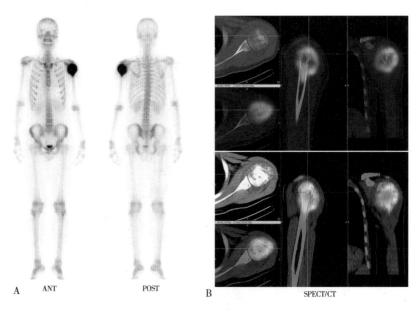

图 11 - 6　左侧肱骨头骨肉瘤

A. 全身前后位；B. SPECT/CT

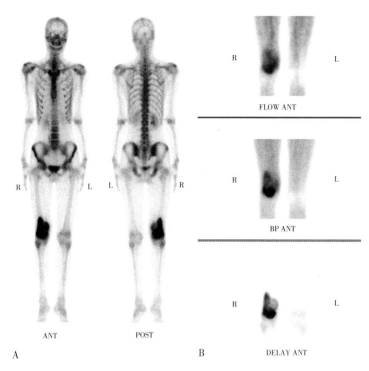

图 11 - 7　右侧股骨远端骨肉瘤

A. 全身前后位；B. 骨三相

（三）代谢性骨病

代谢性骨病是指由内分泌与营养代谢功能障碍所引起的骨代谢异常的一组疾病的总称。

1. 甲状旁腺功能亢进症　具有典型"超级骨显像"特征（图 11 - 8A）。

2. 肥大性肺性骨关节病　①四肢长骨皮质显像剂分布增高，尤其是双下肢呈对称性增高，称为"双轨征"；②关节周围分布增高（图 11 - 8B）。

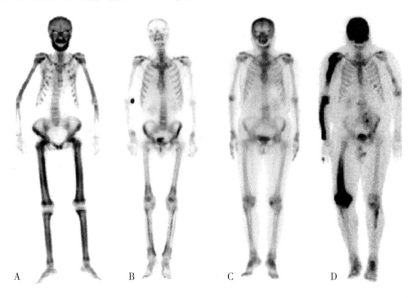

图 11 - 8　代谢性骨病前位影像

A. 甲状旁腺功能亢进症；B. 肥大性肺性骨关节病；C. 骨质疏松症；D. Paget's 病

3. 骨质疏松症　①早期颅骨呈"帽状"显像剂分布增加；②病情严重者表现为骨骼显像剂分布普遍性减低；③椎骨轮廓不清，椎骨压缩性骨折时有强的线状特征性显像剂分布浓聚带，其他部位的骨折有局灶性的显像剂分布浓聚（图11-8C）。

4. Paget's病　又称畸形性骨炎，常为多骨病变，脊柱、骨盆骨及四肢长骨是最容易受侵犯的部位，呈显像剂摄取异常增高，且均匀性分布（图11-8D）。

（四）其他良性骨疾病

1. 急性骨髓炎　X线检查需在发病2~3周后，骨质破坏和新骨形成才出现异常征象，而骨显像能在发病24~48小时内即可出现显像剂浓聚影。通常临床采用三时相骨显像，其特点为血流相、血池相与延迟相均有显像剂分布增高；与软组织蜂窝织炎的鉴别诊断在于延迟相出现显像剂分布减低或缺损（图11-9）。

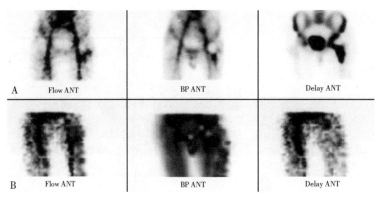

图11-9　急性骨髓炎（A）和软组织蜂窝织炎（B）的对比影像

2. 缺血性骨坏死（ischemic osteonecrosis）　以股骨头缺血性坏死最为常见，又称为无菌性坏死。病程初期因血运中断，三时相骨显像中血流、血池及延迟相均表现为局部显像剂分布减低，呈现"冷"区；随着骨修复开始，出现典型的"炸面圈"征，即股骨头显像剂缺损区周围有环状浓聚；当病变进一步发展至晚期时，则显像剂浓聚更加明显（图11-10）。

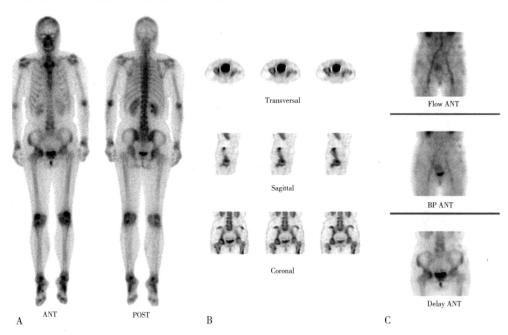

图11-10　股骨头缺血性坏死

A. 全身前后位；B. 断层影像；C. 骨三相

3. 骨创伤　骨显像多应用于骨创伤后X线诊断不敏感的隐匿性骨折与应力性骨折，表现为骨折部位显像剂分布增高。另外，骨显像可鉴别急性骨折与陈旧性骨折，前者显像剂摄取明显浓聚，后者显像剂摄取正常或者轻度增加。

4. 移植骨的监测　骨显像对于判定移植骨的成活具有独特价值，可监测移植骨血供、成活状态及并发症发生等。

（五）骨关节疾病

主要应用于观察病变累及的范围或部位，辅助临床明确诊断；定位疼痛部位；评价疾病活动状态及疗效观察。

1. 类风湿关节炎（rheumatoid arthritis）　骨、关节显像可出现整个腕部有弥漫性显像剂摄取增高，伴指（趾）关节和掌指关节的侵犯。

2. 骨关节炎或退行性关节病　在老年人群中普遍存在，病变常累及膝、踝及手、足、骶髂、腰椎等关节，骨、关节显像时局部显像剂摄取不对称性增高。关节炎显像表现为关节部位较浓聚，第一腕掌关节显像剂摄取增高是骨关节炎的特异性征象，远端指（趾）关节显像剂摄取也可增高。

3. 假体松动与感染　人工骨关节置换术后假体松动与感染是最常见并发症，X线片检查可判断是否存在松动，但不能判断是否存在感染。由于金属植入限制了MRI的应用，而骨三相显像可以应用于假体感染与假体松动的鉴别。

第二节　骨密度的测定

一、原理与方法

（一）原理

骨密度（bone mineral density，BMD）测定是通过各种放射源释放出的γ射线或X射线，穿过人体后从所剩的射线量和被吸收的射线量计算出骨矿物质含量。

（二）方法

测量骨密度的方法有单光子、双光子吸收法骨密度测量，CT骨密度测量，双能X线吸收测量，定量超声测量等。目前，临床最常用双能X线吸收法测量，其优点是图像分辨率高、检测快，并且避免了定期更换放射源。

二、诊断标准

参照世界卫生组织（WHO）的诊断标准，计算公式如下：

$$T（SD）=\frac{被检查者的\ BMD-正常对照的\ BMD}{正常对照的\ SD}$$

T值是测得的BMD与同性别健康年轻人均值比较的差别，单位以标准差（SD）表示。诊断标准：①T值 > -1SD为正常；②T值在 $-2.5 \sim -1$SD为骨量减少；③T值 $\leqslant -2.5$SD为骨质疏松症，如果同时伴有骨折为严重的骨质疏松症。

三、临床应用

临床主要应用于骨质疏松症（osteoporosis）的诊断、骨质疏松症骨折的预测、内分泌及代谢疾病的骨量测定，并指导治疗及评价疗效。

第三节　比较影像学

骨骼疾病临床通常采用影像学检查如 X 线平片、CT、MRI、SPECT 骨显像以及 PET/CT 检查，它们之间呈互补性。

X 线平片对于骨折诊断的灵敏度和准确性很高，尤其是四肢骨折；骨显像则在细小骨折、应力性骨折、陈旧性与新发骨折的鉴别诊断方面优于其他检查；骨显像通常比 X 线、CT 等方法早 3～6 个月发现肿瘤骨转移病灶，有助于发现多发病灶和肿瘤是否复发。

CT 扫描避免了骨骼重叠、肠道气体等因素的干扰，可较好显示骨质破坏等信息。对于骨盆、脊柱等部位能更全面、更仔细地观察，有利于骨肿瘤的诊断与鉴别诊断。

MRI 检查是目前用于评估骨肿瘤的主要方法，其对脊髓内神经及软组织的显像更为清晰。MRI 能够很好判断肿瘤侵犯骨髓腔的范围、程度，可清晰显示骨盆、椎体以及骨肿瘤周围软组织的改变。

CT 和 MRI 检查共同特点是局部检查，可探测的视野有限，会造成漏诊。MRI 不足之处为检查时间较长。

PET/CT 显像诊断骨原发肿瘤及转移瘤方面有独特的优势，其敏感度、特异性方面都高于骨显像。PET/CT 的优点在于骨骼显影质量和分辨率优于 SPECT；尤其对于骨外软组织病变显示，对骨肿瘤疗效观察，预后评价更有价值。

⇒ **案例引导**

临床案例　患者，女性，65 岁。主诉胸背部疼痛 1 个月，加重 1 周；3 年前行左侧乳腺癌根治术，术后病理为乳腺浸润性导管癌。胸腰部叩击痛，第 10 胸椎压痛明显；为明确疼痛是否为转移性骨痛而行全身骨显像。

影像表现：全身骨显像及胸腰部 SPECT/CT 融合显像示多发胸椎椎体及椎弓根、腰椎椎体及骨盆骨显像剂分布异常，CT 示骨密度减低、增高和正常（图 11-11）。

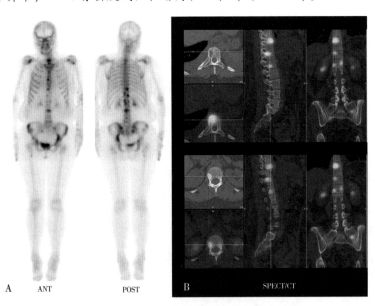

图 11-11　乳腺癌核素骨显像
A. 全身影像；B. SPECT/CT 融合影像

讨论　1. 该患者的临床诊断？
　　　　2. 诊断的依据是什么？

简述题

1. 简述全身骨显像在诊断骨转移性肿瘤中的意义。
2. 试述股骨头缺血性坏死在骨显像图上的表现特点。
3. 试述核素骨显像与其他影像学方法比较其优缺点所在。

（尚 华 王相成）

书网融合……

本章小结　　　　　微课　　　　　题库

第十二章　肿瘤及炎症显像

PPT

📖 学习目标 ···

    1. 掌握 ^{18}F – FDG PET/CT 肿瘤和炎症显像的原理与临床应用。

    2. 熟悉 ^{18}F – FDG PET/CT 肿瘤和炎症显像方法和影像分析。常见肿瘤和炎性病变的 ^{18}F – FDG PET/CT 影像表现。

    3. 了解 非 ^{18}F – FDG PET/CT 和其他肿瘤显像的原理、方法和临床应用，以及与相关影像学检查的比较。^{99m}Tc – DTPA 炎症性眼病显像原理和临床应用。

    4. 学会识别 ^{18}F – FDG PET/CT 显像生理性摄取，具备对肿瘤和炎症病变图像的判读和初步的病变定位、定性诊断能力。

第一节　肿瘤显像 📱微课1

一、^{18}F – FDG PET 肿瘤显像

（一）显像原理

^{18}F – 2 – 氟 – 2 – 脱氧 – D – 葡萄糖（2 – fluorine – 18 – fluoro – 2 – deoxy – D – glucose，^{18}F – FDG）是与葡萄糖结构类似的放射性核素显像剂，由静脉注入人体，与天然葡萄糖一样，经细胞膜上的葡萄糖转运蛋白进入细胞，并在己糖激酶作用下，生成 6 – PO – 4 ^{18}F – FDG。但由于 ^{18}F – FDG 分子中 ^{18}F 取代了羟基，6 – PO – 4 ^{18}F – FDG 不能参与进一步代谢离开细胞，从而滞留在细胞内。

肿瘤细胞生长活跃，细胞分裂速度比正常细胞快 2 ~ 20 倍，需要大量的葡萄糖作为能源，同时肿瘤细胞葡萄糖转运蛋白高表达，因此，肿瘤细胞会摄取并聚集大量的 ^{18}F – FDG。

^{18}F 所发射的正电子遇到体内的负电子，经湮没辐射生成大小相等、方向相反的 γ 光子对，被体外的正电子探测器（包括 PET/CT、PET/MR、双探头符合线路 SPECT/CT 等）捕获显影，可以显示肿瘤的部位、形态、大小、数量及肿瘤内葡萄糖代谢的分布。

（二）显像方法

1. 患者准备　检查前禁食 4 ~ 6 小时，测血糖、身高和体重；脑显像患者注射前需要封闭视、听 10 ~ 15 分钟。注射后安静休息 45 ~ 60 分钟。检查前排空尿液。

2. 显像剂　常用显像剂为 ^{18}F – FDG，剂量为 3.7 ~ 7.4MBq/kg（0.1 ~ 0.2mCi/kg）。

3. 图像采集及处理　仰卧位，采集全身或局部透射和发射断层扫描。必要时可进行 2 ~ 3 小时延迟显像。图像采集后应用专用软件进行图像的重建、衰减校正、图像融合和定量及半定量分析等后期处理。

（三）影像分析

1. 定性分析　通过视觉对图像中 ^{18}F – FDG 摄取程度进行分析（图 12 – 1）。常有以下脏器正常摄

取^{18}F – FDG 的特征。

（1）脑摄取最多。

（2）不控制血糖时心脏摄取较多，禁食状态下（血糖减低时）仍有 30% ~40% 人会显影。

（3）^{18}F – FDG 主要经泌尿系统排泄，肾显影明显，膀胱内尿液可呈高摄取。

（4）头颈部：眼肌、鼻咽部、舌根部、扁桃体、唾液腺、甲状腺等生理摄取；说话、吞咽较频繁时，声带及喉部肌肉摄取较多。

（5）胃肠常有生理性显影，以结肠、直肠为著；肝脾少量摄取。

（6）老年人有时可见纵隔及肺门淋巴结少量摄取。

（7）乳腺有时可见少量摄取，年轻人偶尔会有胸腺摄取。

（8）女性子宫、卵巢及男性睾丸也可有生理性摄取。

（9）剧烈运动后肌肉易摄取；棕色脂肪可摄取。

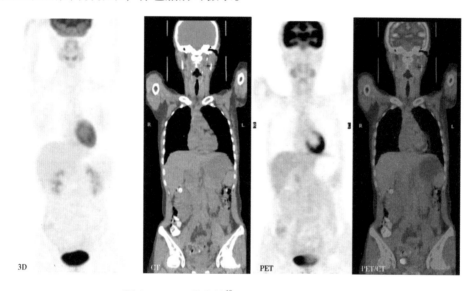

图 12 – 1　正常人的^{18}F – FDG PET/CT 显像

除上述正常生理性摄取以外的^{18}F – FDG 浓聚为异常摄取。恶性肿瘤^{18}F – FDG PET/CT 显像常表现为病灶部位显像剂^{18}F – FDG 的摄取高于周围正常组织或正常肝脏组织。

2. 半定量分析

（1）T/NT。肿瘤/非肿瘤组织^{18}F – FDG 摄取比值。

（2）标准摄取值（standardized uptake volume，SUV）。SUV 是指局部每克组织摄取显像剂的放射性活度与全身注射活度的比值。SUV = 每克病灶的放射性浓度（MBq/g）/［注射剂量（MBq）/体重（g）］。目前 SUV 已被广泛用于肿瘤良恶性鉴别及疗效评价，预后预测。一般情况下，肿瘤的恶性程度越高，则 SUV 越高。

（3）SUV_{max}。最大标准摄取值，指 PET 图像中感兴趣区（ROI）中最大像素摄取值，临床常用。

（4）SUV_{mean}。平均标准摄取值，是临床常用参数之一，主要指靶病灶所有像素摄取值的平均值。一般以最大标准摄取值（SUV_{max}）的 40% 左右为阈值勾画感兴趣区大小定义靶病灶。

（5）肿瘤代谢体积（metabolic tumor volume，MTV）。

（6）糖酵解总量（total lesion glycolysis，TLG）。

⊕ **知识链接**

MTV、TLG 及 SUV 的影响因素

MTV 是指具有代谢活性的肿瘤组织的体积，是集代谢与体积为一体的半定量参数，反映异常代谢的肿瘤细胞数量，一般由 PET 图像分析软件计算而得。

TLG 以肿瘤代谢体积为基础，是一个既能反映肿瘤代谢活性又能反映肿瘤代谢体积的综合参数。TLG ＝ 肿瘤代谢体积（MTV）× 感兴趣区内 SUV_{mean}。

MTV 与 TLG 是近年研究较多的代谢参数，在代谢水平的基础上结合肿瘤体积的变化，有助于疗效评估及预后评价。

SUV 除了受血糖水平、受检者的体格、病灶的大小、感兴趣区的勾画、注射后显像时间、$^{18}F-FDG$ 在血循环中的清除率等因素影响外，还受设备性能，成像条件，采集模式，重建算法，操作方法（例如勾画 ROI 的大小）、衰减校正等因素的影响。

（四）临床应用

1. 对已知肿瘤进行分期及治疗后再分期 $^{18}F-FDG$ PET/CT 一次扫描即可完成全身多部位检查，除可提供病灶部位信息外，还可提供淋巴结转移和脏器转移情况，大大提高了肿瘤分期的准确性，为临床的下一步有效治疗提供可靠的依据（图 12 - 2）。

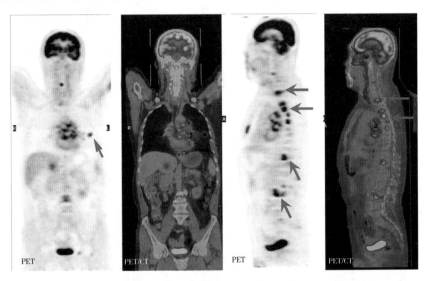

图 12 - 2 肿瘤伴全身多发转移瘤的 $^{18}F-FDG$ PET/CT 表现

患者，男性，46 岁。全身疼痛 3 个月余。$^{18}F-FDG$ PET/CT 提示：全身多发异常显像剂浓聚，考虑左肺上叶周围型肺癌伴多发淋巴结转移，多脏器转移及全身多发骨转移。临床分期：$T_1N_3M_1$

2. 评价肿瘤治疗反应和监测肿瘤的疗效 由于治疗后肿瘤组织形态学的改变晚于其代谢的改变，因此反应代谢变化的 $^{18}F-FDG$ PET/CT 在评价疗效方面更具优势（图 12 - 3）。

3. 肿瘤良恶性鉴别 大多数恶性肿瘤常表现为 $^{18}F-FDG$ 摄取增高（SUV 增高），而大多数良性肿瘤则表现为 $^{18}F-FDG$ 摄取不高（SUV 较低）（图 12 - 4）。

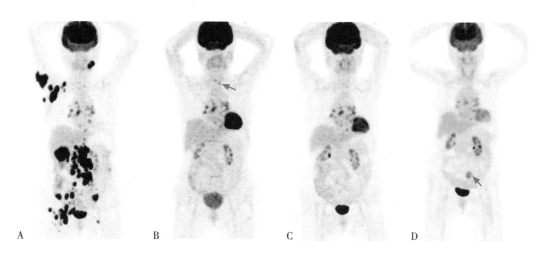

图 12 -3 淋巴瘤患者化疗前后^{18}F – FDG PET/CT 表现

患者，女性，63 岁，淋巴瘤。A 为化疗前^{18}F – FDG PET/CT，显示全身多发淋巴结异常显像剂浓聚；B 为第一次化疗后
^{18}F – FDG PET/CT，显示肿瘤细胞基本灭活，左锁骨下淋巴结异常显像剂浓聚，为残余肿瘤细胞；C 为第二次化疗后
^{18}F – FDG PET/CT，显示左锁骨下淋巴未见异常显像剂浓聚，表明肿瘤细胞已灭活，无肿瘤细胞残余；D 为 4 年后复查
PET/CT，显示骶骨左侧异常显像剂浓聚，淋巴瘤复发

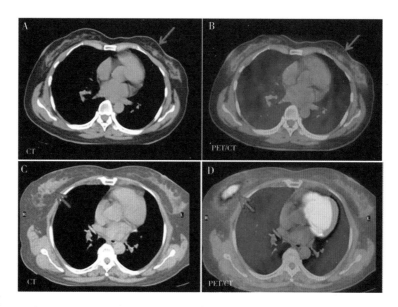

图 12 -4 不同乳腺结节的^{18}F – FDG PET/CT 表现

上排（图 A、B）^{18}F – FDG PET/CT 提示：左乳软组织结节，未见异常显像剂浓聚，考虑左乳腺瘤
下排（图 C、D）^{18}F – FDG PET/CT 提示：右乳软组织结节，异常显像剂浓聚，考虑右乳腺癌，无腋窝淋巴结转移

4. 鉴别恶性肿瘤治疗后残留、复发或纤维化、坏死 肿瘤组织经放疗后易形成纤维化、坏死及疤痕组织，依靠 CT、MRI 等其他影像学检查方法很难从形态及密度上与肿瘤细胞残留或复发鉴别。^{18}F – FDG PET/CT 利用肿瘤^{18}F – FDG 代谢增高显影的特点，能较好地进行鉴别（图 12 -5）。

5. 寻找未知的原发肿瘤 当发现转移灶或出现副肿瘤综合征及肿瘤标记物水平持续增高时，需全身^{18}F – FDG PET/CT 寻找肿瘤原发灶（图 12 -6）。

6. 指导肿瘤活检部位的选取 通过^{18}F – FDG PET/CT 代谢显像提供的信息，选择肿瘤内最可能获得诊断信息的活检区域，进行病理性诊断（图 12 -7）。

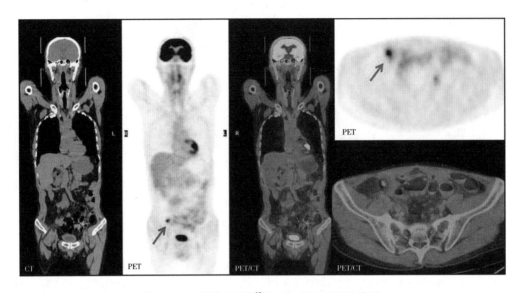

图 12 –5　结肠癌术后¹⁸F – FDG PET/CT 表现

患者，男性，54 岁。结肠癌术后肿瘤标记物 CEA 持续增高，¹⁸F – FDG PET/CT 提示：右侧回盲部
高代谢结节影，考虑术后残留，后经手术证实

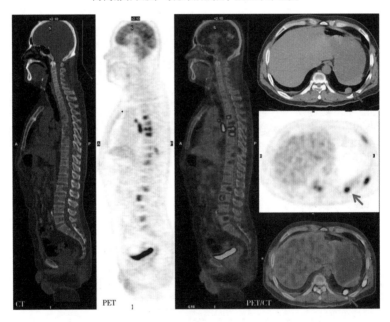

图 12 –6　肿瘤伴多发转移瘤的¹⁸F – FDG PET/CT 表现

患者，男性，56 岁。全身骨骼疼痛 3 个月余。¹⁸F – FDG PET/CT 提示：左肺下叶后基底段软组织
结节异常显像剂浓聚；全身骨骼多发异常显像剂浓聚，考虑左肺下叶周围型肺癌伴多发骨转移

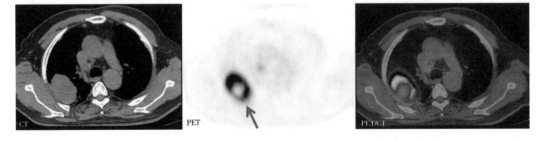

图 12 –7　右肺癌中央液化坏死的¹⁸F – FDG PET/CT 表现

患者，男性，74 岁。咳嗽、咯血 1 个月余。¹⁸F – FDG PET/CT 提示：右肺上叶软组织密度影，
肿物边缘代谢增高，中央代谢减低 – 消失，建议高代谢处穿刺活检。穿刺结果：中分化鳞癌

7. 指导放疗计划 首先,^{18}F – FDG PET/CT 显像可提供有代谢活性肿瘤的大小范围,确定肿瘤边界,给精确规划肿瘤生物靶区(BTV)提供依据;其次,可以发现更多的肿瘤外部侵犯和远处转移,从而扩大治疗计划;再者,通过鉴别肿瘤与周围的良性病变(如肺不张、组织坏死等)而缩小由 CT 确定的肿瘤放疗靶区,有效提高控制肿瘤部位、降低正常组织放射损伤的可能性(图 12 – 8)。

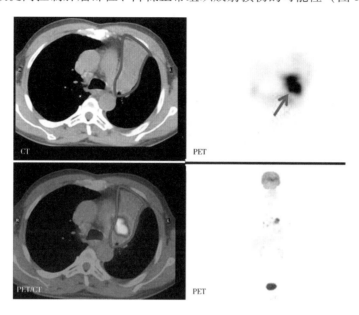

图 12 – 8 肺癌放疗后的^{18}F – FDG PET/CT 表现

患者,男性,58 岁。左肺 Ca 放疗后半年。^{18}F – FDG PET/CT 提示:左肺上叶癌放疗后复发伴周围阻塞性肺不张

8. 判断肿瘤的预后 SUV 是 PET 显像中定量分析的重要参数,具有较高的稳定性和客观性,应用^{18}F – FDG PET/CT 的 SUV$_{max}$等肿瘤 PET 显像中定量分析的重要参数对治疗早期(多数为 2 ~ 3 个周期)的代谢变化来预测其预后(图 12 – 9,图 12 – 10)。

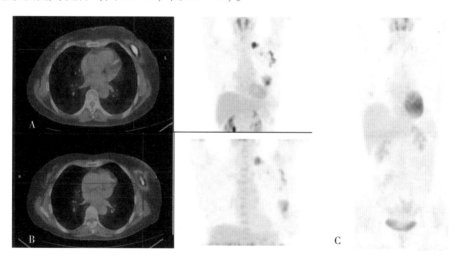

图 12 – 9 乳腺癌预后良好的^{18}F – FDG PET/CT 表现

患者,女性,46 岁,乳腺癌。A 为新辅助化疗前^{18}F – FDG PET/CT 提示:左乳癌伴左锁骨上及左侧腋窝多发淋巴结转移。B 为新辅助化疗后,^{18}F – FDG PET/CT 提示上述病灶显像剂摄取较前明显减低,表明肿瘤细胞对新辅助化疗敏感。C 为左乳腺癌术后 1 年,^{18}F – FDG PET/CT 提示无肿瘤细胞残余,患者预后良好

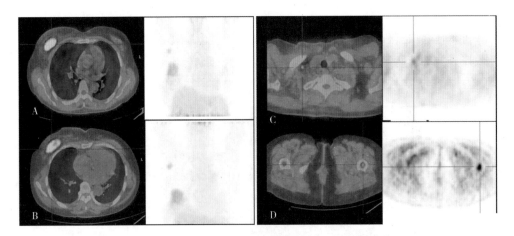

图 12－10　乳腺癌预后差的^{18}F－FDG PET/CT 表现

患者，女性，40 岁，乳腺癌。A 为新辅助化疗前，^{18}F－FDG PET/CT 提示：右乳腺癌伴右侧腋窝淋巴结转移。B 为新辅助化疗后，PET/CT 提示上述病灶显像剂摄取较前增高且右乳腺病灶体积增大，表明肿瘤细胞对新辅助化疗不敏感。C、D 为右乳腺癌术后 1 年，^{18}F－FDG PET/CT 提示右侧锁骨上淋巴结转移（C）及左侧股骨转移瘤（D），患者预后差

（五）比较影像学

^{18}F－FDG PET/CT 与反映解剖特点为主的其他影像学检查方法，如 B 超、CT 和 MRI 等截然不同，它主要反映脏器和病变的葡萄糖代谢信息，几种影像学诊断肿瘤的比较见表 12－1。

表 12－1　几种影像学诊断肿瘤的比较

检查方法	CT	MRI	超声	^{18}F－FDG PET/CT
解剖定位	＋＋	＋＋	＋	＋＋
血流灌注	－	＋	＋	＋＋＋
葡萄糖代谢	－	－	－	＋＋＋
多部位显像	－	－	－	＋＋＋
鉴别良恶性	＋	＋	＋	＋＋＋
肿瘤分期	＋	＋	＋	＋＋＋
疗效观察	＋	＋	－	＋＋＋
预测预后	＋	＋		＋＋＋

　　PET/MR 融合了 PET 代谢显像和 MR 多序列成像的优势，对肿瘤具有早期发现、早期诊断的价值。MR 扫描序列包括常规的 T_1WI、T_2WI 以及 DWI，医生可根据特定领域的研究内容、临床需要及采集部位的要求加扫相关磁共振序列，如波谱、脂肪定量、磁敏感加权等。

　　PET/MR 在肿瘤的临床应用同 PET/CT，与 PET/CT 比较，PET/MR 具有更强的软组织分辨能力，在头颈部、腹盆腔脏器、血管、肌肉、神经系统、心血管系统等肿瘤的应用比 PET/CT 更好，且辐射剂量较小，更适合儿童。缺点：显像时间长，价格更贵（图 12－11）。

二、非^{18}F－FDG PET 肿瘤显像

　　非^{18}F－FDG PET 肿瘤显像很多种类，常用的包括：^{18}F－3－脱氧－3－氟胸腺嘧啶脱氧核苷显像、^{11}C 和^{18}F－胆碱显像、^{11}C 和^{18}F－氨基酸显像、^{18}F－氟硝基咪唑乏氧显像和^{11}C－乙酸盐显像。近年来涌现出大量新显像剂，在临床上展现了新优势，比如，正电子核素标记的前列腺特异性膜抗原显像、生长抑素受体显像、雌激素受体显像，成纤维细胞激活蛋白抑制剂显像等。

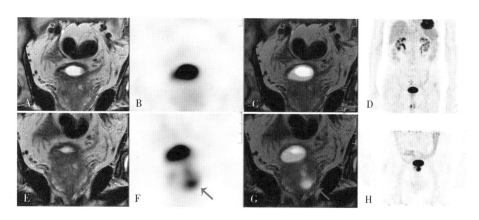

图 12 - 11　^{68}Ga - PSMA PET/MR 显像

患者，男性，84 岁。发现 PSA 升高 1 周，达 13.49ng/ml↑，上排^{18}F - FDG PET/MR 冠状位显像：MRI 示前列腺左侧外周带前部异常信号结节，考虑为前列腺癌，PET 局部代谢无异常。第二天行^{68}Ga - PSMA PET/MR 显像（下排），PET 提示前列腺高代谢病灶。穿刺活检：前列腺癌

（一）^{18}F - 3 - 脱氧 - 3 - 氟胸腺嘧啶脱氧核苷显像

1. 显像原理　^{18}F - 3 - 脱氧 - 3 - 氟胸腺嘧啶脱氧核苷（3' - deoxy - 3' - ^{18}F - fluorothymidine，FLT）借助被动扩散和 Na$^+$ 依赖的载体进入细胞，随后在胸腺嘧啶核苷激酶 1（TK1）的作用下发生磷酰化，由于 3 位上的羟基被^{18}F 取代，不能同胸腺嘧啶核苷一样真正掺入细胞 DNA，像 FDG 一样滞留细胞内。

2. 显像方法　检查前患者无须特殊准备，推荐剂量为 148 ~ 370MBq（4 ~ 10mCi）或 3.7MBq/kg（0.1mCi/kg），静脉注射显像剂后 40 ~ 60 分钟，行仰卧位全身显像或局部显像。经衰减校正后行迭代法重建，层厚 3.75mm，获得横断面、矢状面、冠状面断层图像。

3. 影像分析　正常情况下显像剂摄取于骨和骨髓，其次肝、脾；经肾及膀胱等泌尿系统排泄。当采集区域内出现异常显像剂浓聚影即为异常影像（图 12 - 12）。

4. 临床应用　^{18}F - FLT 主要用于反映细胞增殖，一种肿瘤特异性更高的示踪剂，有助于对肿瘤进行良恶性鉴别、疗效评估和预后判断，并能够更好地表现化疗治疗的早期效果，是^{18}F - FDG 的有效补充（图 12 - 13）。

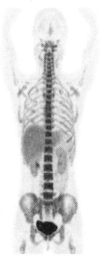

图 12 - 12　^{18}F - FLT PET 正常显像

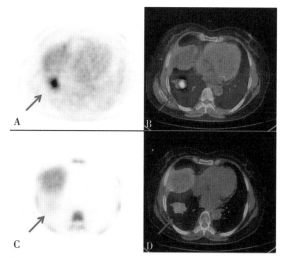

图 12 - 13　结核患者^{18}F - FDG 及^{18}F - FLT 显像

右肺下叶不规则团状软组织密度影，^{18}F - FDG 高代谢（A 和B），^{18}F - FLT 无代谢（C 和 D），考虑右肺下叶炎性增殖性病变伴右肺下叶肺不张。术后病理：结核。

(二)^{11}C 和 ^{18}F – 胆碱显像

1. 原理 ^{11}C 或 ^{18}F – 胆碱显像（^{11}C or ^{18}F – choline imaging，^{11}C – CHO 或 ^{18}F – CHO）。胆碱用于合成磷脂和鞘磷脂，细胞内胆碱快速代谢为磷脂酰胆碱或被氧化；在肿瘤细胞内，胆碱的代谢途径是参与膜磷脂的合成，而肿瘤细胞的分裂增殖极为旺盛，其细胞膜生物合成也同样活跃，细胞膜合成需大量胆碱为原料以合成磷脂酰胆碱，一旦胆碱在肿瘤细胞内被磷酸化后就停留在细胞中，因此胆碱可用于肿瘤显像。

2. 显像方法 患者于注射前安静休息 15 分钟，经肘静脉注射 370MBq（10mCi），注射后 10 分钟行 PET 显像。显像方法同 ^{18}F – FDG。

3. 影像分析 正常情况下显像剂主要分布在肝胆系统，其次在骨、肠道及腮腺有一定的显像剂摄取。大部分经肝脏代谢，泌尿系统早期不显影（图 12 – 14）。当采集区域内出现异常显像剂浓聚影即为异常影像。

4. 临床应用 主要用于诊断脑肿瘤和腹、盆腔肿瘤。尤其可用于 ^{18}F – FDG 显像摄取不高的肿瘤，如分化程度好的原发性肝癌及前列腺癌等；与 ^{18}F – FDG 联合应用可提高一些病变的诊断准确性并能更好地进行肿瘤分期（图 12 – 15）。

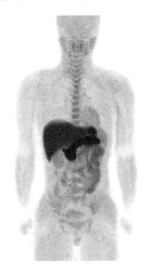

图12 – 14 ^{11}C – CHO PET 正常显像

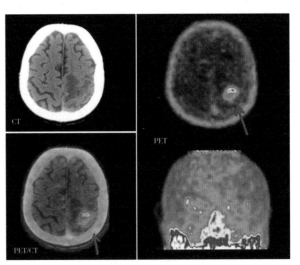

图 12 – 15 右肺 Ca 脑转移瘤 γ – 刀治疗后显像

左侧顶叶不规则等密度结节影伴 ^{11}C – CHO 代谢增高，周围包绕液性密度影，考虑脑转移瘤 γ – 刀治疗后仍有大量肿瘤细胞残留，伴周围脑水肿形成

(三)^{11}C 和 ^{18}F – 氨基酸显像

1. 显像原理 氨基酸主要代谢途径为合成蛋白质；转化为具有重要生物活性的酶、激素等；蛋氨酸的转运、脱氨、脱羧，变成二氧化碳、尿素等，被其他组织利用或排出体外。^{11}C 和 ^{18}F – 氨基酸在肿瘤中的摄取增加主要反映氨基酸转运活性增加，并间接反映蛋白质合成增加。目前用于 PET/CT 显像的氨基酸显像剂主要有：蛋氨酸、亮氨酸、酪氨酸、苯丙氨酸、氨基异丙氨酸及谷氨酸等。蛋氨酸是 PET/CT 较常用的氨基酸类肿瘤显像剂。

2. 显像方法 同 ^{11}C – 胆碱显像。

3. 影像分析 同 ^{11}C – 胆碱显像。

4. 临床应用 与 FDG 联合有助于肿瘤组织与炎症或其他糖代谢旺盛病灶的鉴别，可用于鉴别肿瘤的复发与放疗后改变（图 12 –16）。蛋氨酸有助于低级别肿瘤的检出和边界描绘，且蛋氨酸的代谢活性更能体现肿瘤细胞的增殖特性。

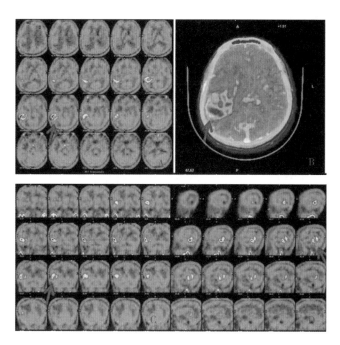

图 12-16 脑胶质瘤术后显像

右侧颞叶可见[11]C-MET环形异常显像剂浓聚（A/B/C/D），中央显像剂缺损，考虑该部位术后复发，伴肿块中央坏死

（四）[18]F-氟硝基咪唑乏氧显像

1. 原理 肿瘤细胞乏氧（hypoxia）是影响放疗和化疗疗效的一个主要因素。[18]F-氟硝基咪唑（[18]F-fluoro misonidazole，[18]F-FMISO）可通过主动扩散通过细胞膜进入细胞，硝基在硝基还原酶的作用下被还原，在非乏氧细胞内，硝基还原产物可立即被氧化；而在乏氧细胞内，硝基还原产物则不能发生再氧化，还原产物与细胞内大分子物质发生不可逆结合，滞留于乏氧细胞中，其浓聚程度与乏氧程度成正比。

2. 显像方法 同[18]F-FDG显像。

3. 影像分析 正常情况下显像剂在骨、肝、脾有一定的显像剂摄取；经泌尿系统排泄，可见肾及膀胱内出现显像剂；脑灰质显影（图12-17）。当采集区域内出现异常显像剂浓聚影即为异常影像（图12-18）。

4. 临床应用 它能在活体水平上整体、无创性评价肿瘤的乏氧程度，为鉴别肿瘤的良恶性、制定最佳治疗方案、评估预后提供依据。

（五）[11]C-乙酸盐显像

1. 原理 肿瘤摄取[11]C-乙酸盐的机制目前尚不清楚。乙酸盐主要参与三羧酸循环，反映细胞内有氧代谢，而低度恶性、生长缓慢的肿瘤细胞以有氧代谢为主，恶性程度高的肿瘤细胞以乏氧酵解（葡萄糖代谢）为主，这种假设可解释某些临床现象。乙酸盐可被低度恶性肿瘤摄取。

2. 显像方法 空腹4小时以上，静脉注射111~555MBq（3~15mCi）后即刻采集病灶部位早期图像，以反映局部血流灌注，10分钟后自下而上采集全身延迟图像，以反映乙酸盐在肿瘤内的代谢，[11]C-乙酸盐到肿瘤部位时为注射后30~40分钟。

3. 影像分析 乙酸盐在人体内的分布：早期显像，肝、脾、胰腺及肾皮质显影清晰，肝、脾对[11]C-乙酸盐中度摄取，肾及胰腺摄取较高。

4. 临床应用 [11]C-乙酸盐比FDG有更高的T/N比值，作为脑肿瘤显像剂较[18]F-FDG更为灵敏。

所有对^{18}F–FDG PET 呈假阴性的肝细胞癌对乙酸盐都呈阳性，单一使用乙酸盐对肝细胞癌的检测灵敏度高达 87%，与^{18}F–FDG 合并使用对肝细胞癌的检测灵敏度更高达 100%。此外，乙酸盐对于区分肾细胞癌和非典型性的肾血管平滑肌脂肪瘤（AML）也有一定的临床价值（图 12–19）。

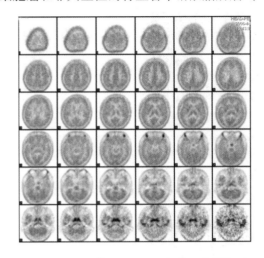

图 12–17　^{18}F–FMISO 颅内正常影像

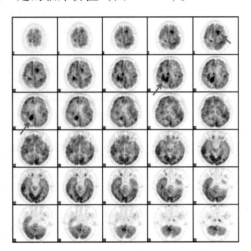

图 12–18　右侧乳腺 Ca 脑转移瘤显像

颅内多发不规则等密度结节影伴^{18}F–FMISO 代谢增高，考虑颅内多发转移瘤且大部分转移瘤内乏氧

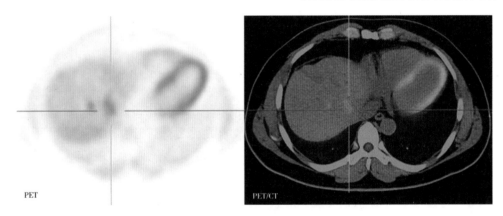

图 12–19　^{11}C–乙酸盐显像

肝内多发高代谢，考虑肝多发恶性病变。术后病理：肝细胞癌

（六）生长抑素受体显像

多种神经内分泌肿瘤（NET）高表达生长抑素受体（somatostatin receptor，SSTR），如胃肠胰 NET、副神经节瘤、嗜铬细胞瘤、小细胞肺癌、类癌、甲状腺髓样癌等，因此使用^{68}Ga、^{111}In、^{99m}Tc 等放射性核素标记 SSTR 特异性配体可进行显像诊断。奥曲肽（octreotide，OCT）是最早研制的生长抑素类似物，目前临床最常用的该类 PET 显像剂是^{68}Ga–DOTA–TATE，可用于指导神经内分泌肿瘤的诊断和治疗；也可用于其他肿瘤显像。当^{68}Ga–DOTA–TATE 阳性率高于^{18}F–FDG 时，肿瘤进展缓慢，预后较好；反之，则肿瘤进展迅速，预后较差（图 12–20）。

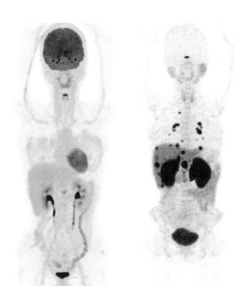

图 12 - 20 ^{18}F - FDG PET/CT 及 ^{68}Ga - DOTA - TATE PET/CT 显像

患者，女性，38 岁。胰腺神经内分泌肿瘤（NET G2 级）术后一年，^{18}F - FDG PET/CT（左图）未见异常
高代谢病灶，第二天 ^{68}Ga - DOTA - TATE PET/CT（右图）示：肝、淋巴结、骨骼多发转移

（七）前列腺癌特异性膜抗原显像

前列腺癌细胞高表达前列腺癌特异性膜抗原（prostate - specific membrane antigen，PSMA），其表达
量随肿瘤进展、转移、复发及去势抵抗而增加，是前列腺癌诊断与治疗的特异性分子靶点。临床常用
^{68}Ga - PSMA 或 ^{18}F - PSMA 进行显像。可用于指导前列腺癌原发灶及转移灶的诊断和治疗，对前列腺癌
具有优良的诊断效能（图 12 - 21）。

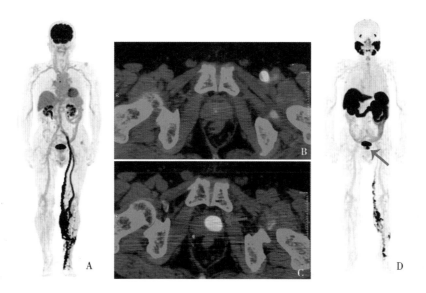

图 12 - 21 ^{18}F - FDG PET/CT 及 ^{68}Ga - PSMA PET/CT 显像

患者，男性，84 岁。发现 PSA 升高 1 周，达 13.49ng/ml，^{18}F - FDG PET/CT 显像（A、B）前列腺无阳性病灶，
第二天行 ^{68}Ga - PSMA PET/CT 显像（C、D）提示前列腺高代谢病灶。穿刺活检：前列腺癌

（八）成纤维细胞激活蛋白显像

成纤维细胞活化蛋白（fibroblast activation protein，FAP）高表达于上皮来源肿瘤相关的间质成纤维细胞，如乳腺癌、肺癌、结肠癌、胰腺癌等，成纤维细胞激活蛋白抑制剂（fibroblast activation protein inhibitor，FAPI）可用于识别肿瘤相关的成纤维细胞而显像。

临床常用^{68}Ga-FAPI，患者无需禁食准备，注射药物后可在较短时间内扫描。可用于诊断颅内肿瘤、鼻咽癌、口腔肿瘤、肺癌、乳腺癌、食管癌、胃肠肿瘤、肝癌、胰腺癌、皮肤肿瘤、卵巢癌、前列腺癌、肉瘤等。是很有潜力的广谱肿瘤显像剂（图12-22）。

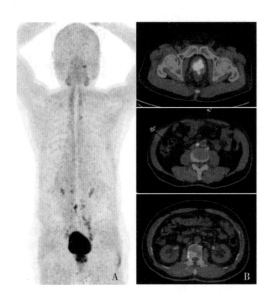

图12-22　^{68}Ga-FAPI显像

患者，男性，77岁。以"肛门胀痛感2个月余"入院。^{68}Ga-FAPI显示前列腺高代谢病灶（B），伴腹膜后多发淋巴结转移（C），骨转移（D），穿刺活检：前列腺癌

三、其他亲肿瘤显像

^{99m}Tc-MIBI肿瘤显像

1. 原理　^{99m}Tc-MIBI是一种非特异性亲肿瘤显像剂，与肿瘤细胞膜和线粒体膜电位密切相关，注射后快速被肿瘤细胞摄取并滞留于其线粒体内而显影。MIBI是P-糖蛋白多药耐药酶系统的酶作用底物，故^{99m}Tc-MIBI显像可以指导化疗及监测疗效。

2. 显像方法　^{99m}Tc-MIBI常用剂量为740~1110MBq（20~30mCi）。检查者取仰卧位。于注射显像剂后10~20分钟采集早期相，2~3小时采集延迟相。依据不同脏器选取不同采集方式，乳腺显像时还可采用特殊支架。

3. 影像分析　^{99m}Tc-MIBI全身影像可见口鼻腔、甲状腺、心脏及肝胆等正常摄取。全身显像出现病灶或肿块部位有异常放射性浓聚为异常。也可进行半定量分析评价。

4. 临床应用

（1）乳腺癌　^{99m}Tc-MIBI显像对乳腺癌的诊断有肯定价值，呈单灶或多灶性，早期相和延迟相均可见显像剂滞留影像。同时，可以显示腋下甚至乳腺周围其他淋巴结及肋骨转移灶，有助于判断其分期，并指导乳腺癌化疗。

（2）甲状腺癌　甲状腺癌时，两叶甲状腺^{99m}TcO$_4^-$分布不对称，甲状腺病灶部位显像剂分布低于相应对侧部位。而^{99m}Tc-MIBI显像相应部位放射性增高。或^{99m}Tc-MIBI双时相显像，在正常甲状腺影褪去时，肿瘤部位依然摄取增高（图12-23）。

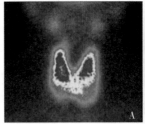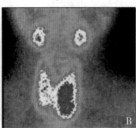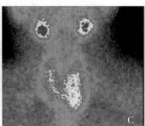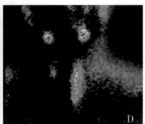

图12-23　甲状腺^{99m}Tc-MIBI显像

左叶甲状腺下极"凉结节"，亲肿瘤显像阳性，术后病理：左叶甲状腺滤泡状癌
A. ^{99m}TcO$_4^-$；B. ^{99m}Tc-MIBI 20分钟；C. ^{99m}Tc-MIBI 2小时；D. 双时相 C-A=D

（3）其他　在肺癌、甲状旁腺肿瘤及颅脑肿瘤诊断和定位方面一定价值。

案例引导

临床案例　患者，女性，63 岁。全身疼痛伴消瘦 2 个月余。CEA 增高：842.5ng/ml（0 ~ 5ng/ml）；AFP、CA199、CA125 均正常，血糖正常。

影像学表现：CT 平扫示：左肺上叶小结节，建议定期复查。PET/CT 表现：CT 图像左肺上叶结节影；PET 图像相应部位显像剂异常聚，SUV_{max} 约 4.5。PET 示右侧肱骨头、右侧锁骨、双侧肩胛骨、胸骨、多个颈胸腰骶椎、双侧多根肋骨、双侧髂骨、耻骨、坐骨及右侧股骨上段多发异常显像剂浓聚，SUV_{max} 约 5.8；CT 相应部位多发成骨性改变（图 12 - 24）。

讨论　1. 该患者的临床诊断？

　　　2. 诊断的依据是什么？

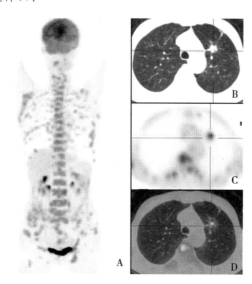

图 12 - 24　胸部 PET/CT 影像

A. 全身 PET；B. 局部 CT；C. 局部 PET；D. 局部 PET/CT

第二节　炎症显像 📱微课 2

一、$^{18}F - FDG$ PET/CT 炎症显像

（一）原理与方法

$^{18}F - 2 -$ 氟 $- 2 -$ 脱氧 $- D -$ 葡萄糖（$^{18}F - FDG$）作为葡萄糖类似物，可用于炎症显像。炎性病变中存在大量活化的中性粒细胞、单核巨噬细胞等炎细胞，其细胞膜上的葡萄糖转运蛋白（glucose transporters，GLUT）高表达及细胞内的己糖激酶活性增高，将大量的 $^{18}F - FDG$ 转运并滞留在炎细胞内。PET/CT 检查显示炎症的部位、范围、代谢程度等特征信息。$^{18}F - FDG$ PET/CT 检查方法与正常图像分析见第十二章第一节。

⊕ 知识链接

炎　症

炎症是指具有血管系统的活体组织对感染或非感染损伤因子所产生的识别、清除和修复的防御反应过程，是机体对各种损伤因素发生免疫应答反应的外在表现形式。依据致炎因子不同，分为感染性炎症和非感染性炎症。前者常由细菌、病毒、真菌、寄生虫等病原体感染所致；后者由免疫、创伤、烧伤等非感染因素引发。感染性炎症和非感染性炎症均可通过相似的固有免疫通路导致单核巨噬细胞、中性粒细胞活化，启动相应转录因子活化和促炎细胞因子合成从而引起炎症反应。

^{18}F - FDG PET/CT 炎症影像表现为病变组织、器官呈片状、结节状或团块状^{18}F - FDG 高代谢，可伴有肝、脾、淋巴结增大伴高代谢等，也可表现为血管、肌肉、关节等受累部位的高代谢。可为局限性病变，也可全身多系统、多器官、多组织同时受累（图 12 -25）。CT 影像显示相应解剖结构改变。

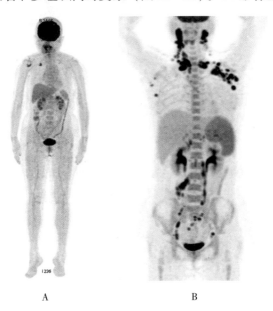

A　　　　　　　　　　　　　B

图 12 -25　^{18}F - FDG PET/CT 炎症图像

A. 右上肺局限性高代谢（肺结核）；B. 横膈上下多发高代谢（坏死性淋巴结炎）

（二）临床应用

1. 风湿免疫性疾病的诊断及活动性评估　风湿免疫性疾病是主要累及骨骼、关节及其周围软组织，包括肌肉、肌腱、韧带、滑膜、血管等的炎症性疾病，病灶活动期多伴中性粒细胞、巨噬细胞等炎细胞浸润。风湿免疫性疾病谱广，依据病种、疾病进展程度，既可以有局限性病变，也可以表现为多器官、多系统受累。^{18}F - FDG PET/CT 全身显像用于多种风湿免疫病的诊断、鉴别诊断、病变活动性评估、疗效评价等，比如类风湿关节炎、成人 Still 病、系统性血管炎、系统性红斑狼疮、风湿性多肌痛、复发性多软骨炎、IgG4 相关性疾病等（图 12 -26 至图 12 -30）。

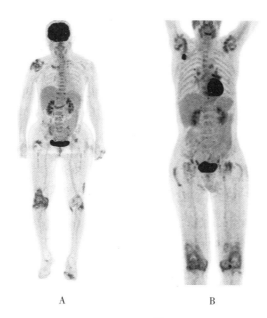

A   B

图 12 - 26　类风湿关节炎^{18}F - FDG PET/CT 显像

类风湿关节炎，关节疼痛多年，类风湿因子显著升高。
A. 累及右肩关节、右膝关节；B. 累及双侧肩、膝关节

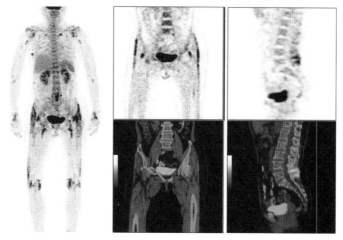

图 12 - 27　风湿性多肌痛^{18}F - FDG PET/CT 显像

椎体棘突肌肉附着处、双肩关节、双侧髋部及双侧膝关节周围肌群、筋膜及滑膜组织代谢弥漫增高

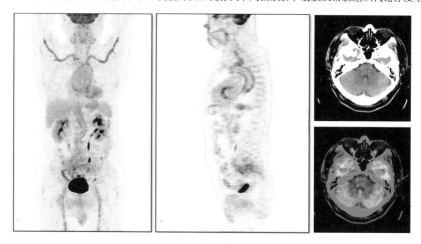

图 12 - 28　巨细胞动脉炎^{18}F - FDG PET/CT 显像

左侧颞动脉、双侧锁骨下动脉、升主动脉、主动脉弓、胸主及腹主动脉壁条状高代谢

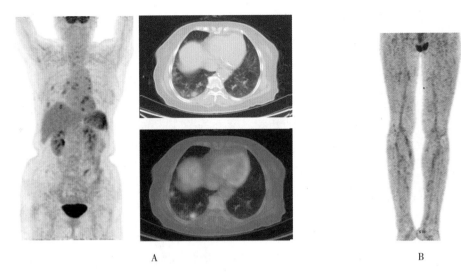

A   B

图 12 - 29   ANCA 相关性血管炎、结节性多动脉炎

A. 抗中性粒细胞浆抗体（ANCA）相关性血管炎，双肺多发高代谢结节；
B. 结节性多动脉炎，双下肢多发沿血管走形的高代谢条状影

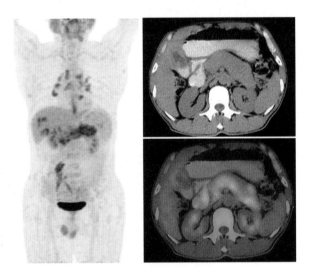

图 12 - 30   IgG4 相关性疾病^{18}F - FDG PET/CT 显像

双侧颌下腺对称性高代谢，纵隔多发对称性稍高代谢小淋巴结，胰腺肿胀伴弥
漫均匀高代谢，右侧腰大肌呈条状高代谢，IgG4：39.1g/L（0.03～2.01g/L）

2. 查找不明原因发热（fever of unknown origin，FUO）或不明原因炎症（inflammation of unknown origin，IUO）病因   不明原因发热（FUO）病因复杂多样。FUO 定义为体温≥38.3℃，持续 3 周以上，并在住院检查 1 周的情况下未明确病因。随着诊疗技术的发展，修订版 FUO 标准中将检查时间缩短至住院 3 日或至少 3 次门诊就诊。而对于体温＜38.3℃，并至少持续 3 周炎症标志物升高，如 C 反应蛋白（CRP）≥30mg/L 或红细胞沉降率增加，至少 3 次门诊或 3 天的住院检查中仍无法确定诊断，则定义为不明原因炎症（IUO）。FUO 和 IUO 疾病谱类似，主要有三类：感染、非感染性炎症及恶性肿瘤。感染包括骨髓炎、脊椎感染、医疗植入物相关感染、与艾滋病相关的机会性感染、结核病等。非感染性炎症主要是风湿免疫病。肿瘤以淋巴瘤多见。

^{18}F - FDG PET/CT 为全身显像的特点有利于发现 FUO/IUO 的"罪犯"病灶及分布，为临床进一步诊治提供依据（图 12 - 31 至图 12 - 34）。

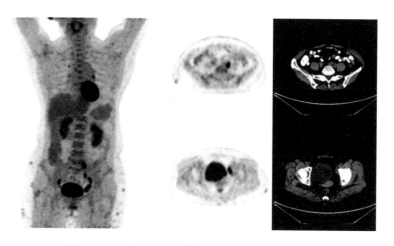

图 12 - 31　淋巴结结核 ^{18}F - FDG PET/CT 显像

皮肤多发结节红斑、间断低热 3 年。PPD 强阳性伴水泡，结核性皮肤结节红斑。
^{18}F - FDG PET/CT 腹膜后、盆腔多发高代谢淋巴结，符合结核性淋巴结炎

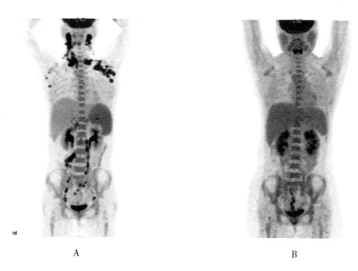

A　　　　　　　　　　　　　　　B

图 12 - 32　坏死性淋巴结炎 ^{18}F - FDG PET/CT 显像

反复出现四肢及颈部皮疹 1 个月余。铁蛋白 1050.4ng/ml，^{18}F - FDG PET/CT 示横膈
上下多发高代谢淋巴结，糖皮质激素治疗后明显好转
A. 治疗前；B. 治疗后

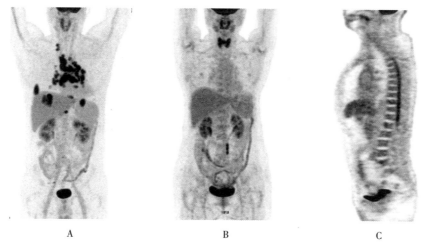

A　　　　　　　　　B　　　　　　　　　C

图 12 - 33　结节病、甲状腺炎、脊髓炎的 ^{18}F - FDG PET/CT 显像

A. 结节病；B. 甲状腺炎；C. 脊髓炎

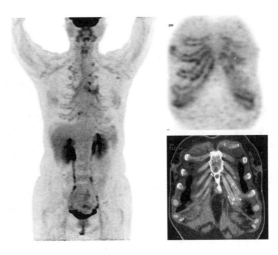

图12-34 复发性多软骨炎 ^{18}F-FDG PET/CT 显像
双侧多根肋软骨对称性代谢增高

⇒ 案例引导

临床案例 患者，女性，32岁。5个月前无明显诱因出现发热，最高达39.8℃，伴关节痛、皮疹1周。实验室检查：白细胞 3.1×10^9/L，谷丙转氨酶775U/L，谷草转氨酶443U/L。结核相关检查阴性。肿瘤标志物 CEA、AFP、CA125、CA199 均正常。骨穿结果显示：$CD8^+$ T 淋巴细胞增多，余未见异常。风疹病毒 IgG：121.97U/ml（<10IU/ml），巨细胞病毒 IgG >1000IU/ml（<141IU/ml），单纯疱疹病毒 IgG：121.97IU/ml（<141IU/ml）。查 ^{18}F-FDG PET/CT 查找发热原因（图12-35）。

讨论 1. 患者临床诊断是什么？

2. 诊断依据是什么？

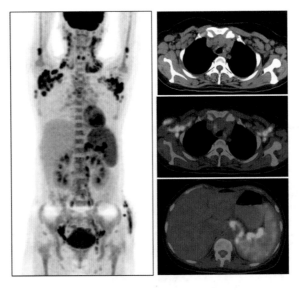

图12-35 体部 PET/CT 图

二、^{99m}Tc–DTPA 炎症性眼病显像

（一）原理

^{99m}Tc–DTPA 是一种敏感的炎性活动标志物，可透过损坏的血管壁渗入到组织间隙中，与炎性反应部位细胞外液中的多肽结合，与眶周活动性炎症直接相关。

（二）显像方法

检查前患者无需特殊准备。^{99m}Tc–DTPA 的常用剂量为 740MBq。检查者取仰卧位，固定头部，闭眼。静脉注射显像剂 30 分钟后采集影像，通过后处理软件得到不同断面眼眶 SPECT/CT 图像。

（三）影像分析

1. 定性分析 活动期甲状腺相关眼病（thyroid associated ophthalmopathy，TAO）患者显像图中可见双眼或单眼球周间隙显像剂分布浓聚影。非活动期患者仅可见球周轻度显像剂浓聚影。正常患者双眼球周区域无明显或仅有轻度放射性核素摄取，表现为"冷区"（图 12–36）。

2. 半定量分析 以枕部 ^{99m}Tc–DTPA 显像作为校正因子，获得 TAO 患者的眼眶眼外肌 ^{99m}Tc–DTPA 的放射性核素摄取率（uptake rate，UR）具体方法为：分别在左眼眶区（L）、右眼眶区（R）、枕部颅骨（B）中勾画感兴趣区，计算出每个感兴趣区内的放射性核素平均摄取值，最后计算出（L＋R）/2B 的比值即 UR。另外一种方式为计算最大标准化摄取值（maximum standard uptake value，SUV_{max}），炎性活动度越高，则 SUV_{max} 越高。

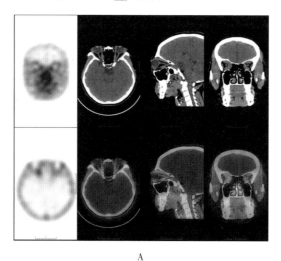
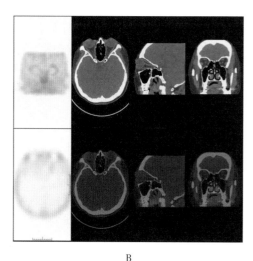

A   B

图 12–36 TAO 及非 TAO 患者^{99m}Tc–DTPA 显像

A. TAO 患者，双侧眼球上、下、内直肌明显增粗，^{99m}Tc–DTPA 摄取明显增高；B. 非 TAO 患者

（四）临床应用

用于 TAO 患者炎性活动度评价，指导制定治疗决策。另外，通过治疗前后显像对比，评价治疗效果，为下一步治疗方案选择提供依据。

三、其他炎症显像

白细胞是人体内的主要炎症防御细胞，在趋化因子的作用下定位于炎症部位，因此可以应用放射性核素直接或间接标记白细胞探查炎症病灶，^{111}In、^{99m}Tc 是常用的放射性核素。另外，^{67}Ga 与三价铁离子结构、生物活性类似，与体内转铁蛋白、铁蛋白等结合，白细胞内含有丰富的乳铁蛋白，也可用于炎症

显像。

目前，^{67}Ga 炎症显像、核素标记白细胞显像等方法临床应用较少，逐步被^{18}F – FDG PET/CT 炎症显像所取代。

简述题

1. ^{18}F – FDG PET/CT 肿瘤显像的原理及其临床应用。

2. 非^{18}F – FDG PET/CT 显像的优点是什么？

3. 与 PET/CT 比较，PET/MR 肿瘤显像有哪些优缺点？

4. ^{99m}Tc – MIBI 全身肿瘤显像临床应用及优点。

5. 试述^{18}F – FDG PET/CT 炎症显像的原理及临床应用。

6. 非^{18}F – FDG PET/CT 的炎症显像有哪些。

7. ^{99m}Tc – DTPA 显像在炎症性疾病中的主要临床应用。

（林端瑜　边艳珠　白　侠　王相成）

书网融合……

本章小结　　　　微课1　　　　微课2　　　　题库

第十三章　泌尿系统

🅴 微课

PPT

📖 学习目标 ───

1. **掌握**　肾动态显像与利尿肾动态显像原理、影像分析和临床应用。
2. **熟悉**　肾静态显像的原理、临床应用。
3. **了解**　膀胱输尿管反流显像的原理及临床应用。
4. 学会泌尿系统的基本操作技能，具备泌尿系统的核医学临床诊断思维能力。

第一节　肾动态显像

一、原理

肾动态显像（renal dynamic imaging）是指静脉"弹丸式"注射显像剂，动态采集其通过腹主动脉、双肾，到达膀胱的全过程影像，包括肾血流灌注显像（renal perfusion imaging）与肾功能显像（dynamic renal function imaging）。反映分肾功能与尿路通畅情况。

二、显像剂及方法

（一）患者准备

检查前 30 ~ 60 分钟饮水 300 ~ 500ml 或 5 ~ 7ml/kg。显像前排空膀胱。

（二）显像剂

最常用显像剂^{99m}Tc – 二乙三胺五乙酸（^{99m}Tc – DTPA）经肾小球滤过，不被肾小管上皮细胞再吸收，随尿液排出。^{99m}Tc – DTPA 及其他显像剂及剂量见表 13 – 1。

表 13 – 1　临床常用肾动态显像剂及儿童、成人剂量

类型	英文缩写	名称	剂量（MBq）	
			成人	儿童
肾小球滤过型	^{99m}Tc – DTPA	^{99m}Tc – 二乙三胺五乙酸	185 ~ 740	74 ~ 370 或 7.4/kg
肾小管分泌型	^{99m}Tc – MAG$_3$	^{99m}Tc – 巯基乙酰基三甘氨酸	296 ~ 370	37 ~ 185 或 3.7/kg
	^{99m}Tc – EC	^{99m}Tc – 双半胱氨酸	296 ~ 370	37 ~ 185 或 3.7/kg
	^{131}I – OIH	^{131}I – 邻碘马尿酸钠	11.1	不推荐

（三）方法

取坐位或者仰卧位。视野包括双肾和部分膀胱，肾移植者应以移植肾为中心。静脉"弹丸式"注射^{99m}Tc – DTPA（体积小于 1.0ml），即刻以 1 ~ 2 秒/帧采集，共 60 秒，获得肾血流灌注影像；随后以 30 ~ 60 秒/帧采集，共 20 ~ 30 分钟，获得肾功能影像，必要时延迟至 1 小时后。采集时间内如发现肾积水，于 15 ~ 20 分钟时注射利尿剂（常用呋塞米），并继续采集影像 10 ~ 20 分钟。

通过 ROI 处理双肾影像，可获得双肾血流灌注和功能的时间 – 放射活性曲线（time – activity curve，TAC），并得到分肾高峰时间、半排时间等肾功能参数，为临床提供双肾血流灌注、实质功能和尿路通畅性等定量信息。

三、影像分析

（一）正常影像

血流灌注相，注射显像剂后依次可见心脏、腹主动脉上段显影，2～3 秒后出现肾内小动脉和毛细血管床血流灌注影像。肾功能相，在 2～5 分钟时肾影显示最浓且清晰，随后肾皮质影逐渐减退，而肾盏肾盂部位逐渐增高，输尿管隐约可见，显像剂逐步聚集于膀胱，膀胱影像逐渐增浓（图 13 – 1）。

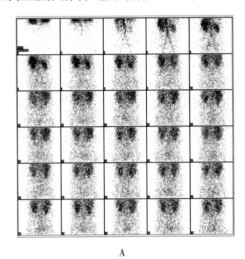
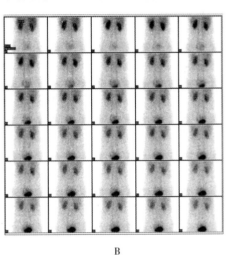

A   B

图 13 – 1　正常肾动态影像（后位）

A. 血流灌注相；B. 功能相

（二）异常影像

肾血流灌注影像主要表现为显像剂分布异常减少或增强，如肾区无灌注、灌注延迟、灌注范围缩小、局限性灌注增强等。功能影像异常主要包括患侧肾区无功能组织显影、显影减淡、清除缓慢或延迟；肾皮质持续显影，肾盂、肾盏及膀胱无显像剂集聚；肾皮质变薄，肾盂扩张且持续浓聚，延迟显像或利尿剂介入显像肾盂内显像剂明显滞留，并可伴输尿管显影和增粗。

四、临床应用

（一）总肾和分肾功能的评价

肾动态显像既可以评价总肾功能又可以单独评价分肾功能，是一种无创测定分肾功能的独特方法。在泌尿外科肾脏切除手术前、活体肾移植供肾方面，分肾功能准确评估具有重要意义（图 13 – 2）。

肾小球滤过率（glomerular filtration rate，GFR）是进行总肾和分肾功能评价的重要指标，其数值能较早期发现肾小球功能的异常改变。通过记录受检者身高（cm）、体重（kg）及检查前、后注射器内放射性药物的活度，机器可自动计算出分肾 GFR。此方法简单易操作。此外，美国核医学协会推荐 ^{99m}Tc – DTPA 双血浆法作为临床和科研中评估 GFR 的参考标准，是在肾动态显像后通过静脉采血测量放射性计数，通过公式计算出 GFR 值，被认为具有更高的准确性。

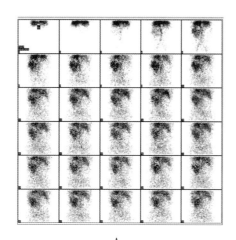
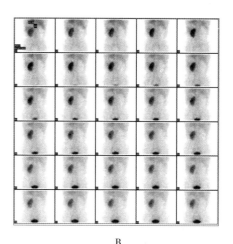

A   B

图 13 - 2　右肾无功能，左肾功能代偿（总肾功能正常）影像

A. 血流灌注相；B. 功能相

⊕ 知识链接

分肾功能

　　肾功能包括肾小球功能和肾小管功能，双肾功能的总和称为总肾功能。通常肾小球功能损害先于肾小管，而肾功能的损害往往表现为球管平衡现象，即肾小球和肾小管功能的损害相一致。肾动态显像在评价肾功能方面明显优于静脉肾盂造影，尤其对于严重肾盂积水或其他原因所致的残余肾功能方面，且可以单独评价分肾功能。肾动态显像分肾功能检测，在临床肾移植中有着广泛的应用价值，在活体供肾者评估分肾功能对保证供者术后足够的存留肾功能有重要意义，术前供肾的肾功能状况对于受者肾功能的恢复也存在着相关性。

（二）判断肾血管性高血压

　　肾血管性高血压（renovascular hypertension，RVH）是指继发于肾动脉主干或主要分支狭窄，致肾动脉低灌注而激活肾素 - 血管紧张素 - 醛固酮系统引起的高血压。对狭窄肾动脉越早矫正，RVH 治愈机会就越高。血管紧张素转化酶抑制剂（angiotensin - converting enzyme inhibitor，ACEI）介入试验能有效地诊断和鉴别诊断 RVH，以巯甲丙脯酸（captopril）最常用。常规肾动态显像可表现为正常或轻微异常，应用巯甲丙脯酸后，患侧肾区影像及肾图曲线出现异常或原有异常加重，从而提高对 RVH 诊断的敏感性和准确性（图 13 -3）。

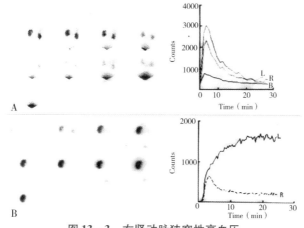

图 13 - 3　右肾动脉狭窄性高血压

A. 肾动态影像，右肾显影轻度减淡；B. captopril 介入试验，右肾不显影

（三）上尿路梗阻的诊断与鉴别诊断

上尿路梗阻时，肾动态显像表现为肾盂肾盏或输尿管扩张、消退缓慢，且能提供患肾和健肾的功能信息。肾外上尿路机械性梗阻性肾积水（obstructive hydronephrosis）与非梗阻性尿路扩张（nonobstructive dilatation）引起的肾盂或肾盂输尿管积液在常规肾动态显像较难鉴别。通过利尿剂介入试验（diuresis intervention test）能有效鉴别机械性梗阻与非梗阻性尿路扩张，其方法为常规肾动态显像后，再注射利尿剂（呋塞米 0.5mg/kg）继续显像15分钟。非梗阻性尿路扩张的典型影像表现为注射利尿剂后2~3分钟，滞留肾区显像剂浓聚影快速消退（图13-4），肾图曲线相应表现为排泄段明显下降；而机械性梗阻应用利尿剂后，则肾动态影像与肾图曲线无明显变化。

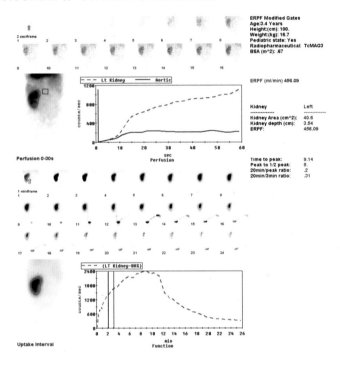

图13-4 左侧肾盂扩张

左侧肾盂单纯性扩张；右肾无功能，左肾代偿性增高

⇒案例引导

　　临床案例　患者，男性，32岁，1个月前出现腰背部酸痛，逐渐加重，夜间为著，不伴发热、尿频、尿急和血尿等症状，右肾区叩击痛阳性。超声示"右肾积水"，血生化检查肌酐、尿素氮及尿常规均正常。为明确病因行介入（利尿剂）肾动态显像。

　　影像表现：双肾血流灌注相：腹主动脉显影后2秒双肾开始显影，右肾较左肾增大，双肾血流灌注影正常。双肾功能相：约3分钟左肾皮质显影达到高峰，峰值、峰时均正常，转移及排泄显像剂过程正常；右肾可见显像剂集聚高峰，峰时正常、峰值增高，转移显像剂过程尚正常，肾盏肾盂有明显显像剂滞留，于5分钟后注射呋塞米40mg后，10分钟后可见滞留显像剂明显减少（图13-5）。

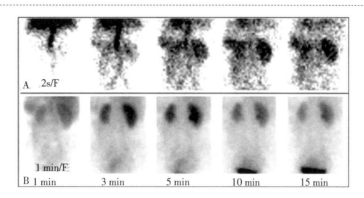

A 2s/F

B 1 min/F | 1 min | 3 min | 5 min | 10 min | 15 min

图 13 – 5 利尿剂介入肾动态影像

讨论 1. 该患者的临床诊断？
　　　2. 诊断的依据是什么？

（四）移植肾监测

肾动态显像可早期、准确判断肾移植术后肾脏血流及功能情况，有助于及时进行治疗，防止不可逆损伤的发生。肾移植后，肾脏移植成功的血流灌注影清晰，功能相上肾实质早期轮廓清晰、形态完整、显像剂分布均匀，清除相皮质影明显消退，膀胱显像剂浓聚逐渐增强（图 13 – 6）。

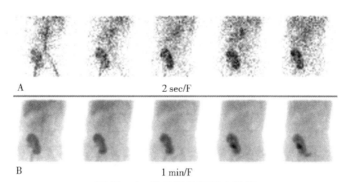

A　　　　　　　　　　2 sec/F

B　　　　　　　　　1 min/F

图 13 – 6 移植肾的肾动态显像

（五）其他

肾动态显像还可以应用于急性肾动脉栓塞的快速确诊，从而及时溶栓治疗，并有助于溶栓疗效的简便监测。肾内占位性病变中肾功能相为病灶局部显像剂缺损或稀疏，若血流灌注相也呈缺损或减低区，提示为囊肿、脓肿等良性病变；如血流灌注相显像剂正常或增高，提示肾内恶性病变可能性大。

第二节　肾静态显像

一、原理和方法

肾静态显像（static renography）是利用缓慢通过肾皮质的显像剂^{99m}Tc – 二巯基丁二酸（^{99m}Tc – DM-SA），被肾实质细胞摄取并可较长时间滞留，可以清晰显示肾的位置、大小、形态与实质功能。

患者无需特殊准备，检查前排空膀胱。静脉注射显像剂后 1 ~ 3 小时进行显像，取仰卧位或坐位，视野包括腹腔及盆腔，常规采集前后位和后斜位影像，必要时行延迟 3 ~ 6 小时显像、断层显像和 SPECT/CT 融合显像。

二、影像分析

正常肾静态影像双肾呈蚕豆状，轮廓清晰，边缘整齐。双肾纵轴呈"八"字形，位于腰椎两侧，肾门平第 1~2 腰椎，右肾常较左肾稍低。肾影周边显像剂分布较高，肾门区和中心处稍低，两侧基本对称。左肾放射性占双肾总放射性的（50.3±3.8)%，右肾放射性占（49.7±4.0)%。

三、临床应用

（一）急性肾盂肾炎的诊断

急性肾盂肾炎（acute pyelonephritis，APN）时，肾静态显像表现为局灶性显像剂分布稀疏或缺损，可为单发或多发，可发生于一侧或双侧肾脏（图 13 - 6）。当炎症迁延不愈，可形成肾瘢痕（renal scar），局部容量减少而萎缩。肾静态显像，如表现有楔形缺损，肾皮质变扁、变薄，肾影变形甚至缩小，则为瘢痕征。

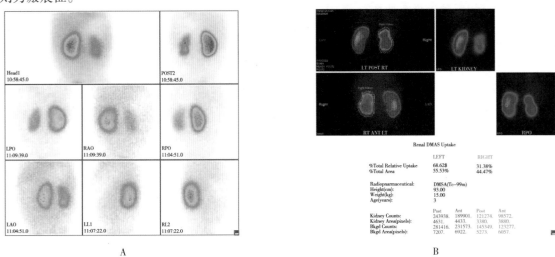

图 13 - 6　肾脏静态影像

A. 左肾正常影像，右肾瘢痕征；B. 右肾放射性减低

（二）肾脏先天性异常的诊断

肾静态显像通过获取肾实质影像，可明确诊断先天性异常。①数目异常：如先天性独肾，表现为一侧肾脏不显影，对侧肾代偿增大。②位置异常：异位肾、游走肾、肾下垂等（图 13 - 7）。③形态异常：马蹄肾者双肾下极相连，呈倒"八"字形。

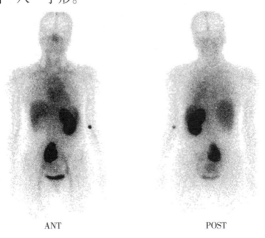

ANT　　　　　　　POST

图 13 - 7　右侧异位肾影像

第三节　膀胱输尿管反流显像

一、原理

膀胱输尿管反流显像（vesicoureteric reflux imaging）是指直接法或间接法将显像剂引入膀胱，待膀胱充盈后，用力排尿或膀胱区加压使尿液反流至输尿管和（或）肾区的全过程。常用于膀胱输尿管反流的诊断，以及进行反流程度和预后的评价。

二、显像剂及方法

根据给药途径的不同，分为直接法和间接法。直接法常用显像剂为$^{99m}TcO_4^-$，剂量 37MBq（1mCi），是将显像剂经导尿管直接注入膀胱，观察膀胱充盈及随后排尿过程中输尿管或肾内有无显像剂出现；间接法剂量 74~185MBq（2~5mCi），是肾动态显像的延续，待肾区和输尿管显像剂显著减少时，受检者取坐位，探头后置，分别行常规、憋尿下腹部加压及排尿动态进行显像。利用 ROI 技术从动态影像获得膀胱、双肾和双侧输尿管（全程或某段）区的 TAC。

膀胱显像过程中，分别于排尿前、后各采集 1 帧静态图像，收集排出尿液并记录尿量。利用 ROI 技术测定出现反流时膀胱区与尿反流影像区的放射性计数率，以及排尿前、后膀胱计数率，计算尿反流量和膀胱残留尿量。

三、临床应用

膀胱输尿管反流显像主要用于诊断膀胱输尿管反流，判断反流程度，评价和随访疗效。反复上尿路感染和下尿路梗阻患者，当输尿管与肾脏区出现显像剂（直接法）或显像剂分布增强与曲线呈上升型表现（间接法）时，即可诊断膀胱输尿管反流。

第四节　比较影像学

肾动态显像通过肾小球滤过或肾小管上皮细胞摄取、分泌示踪剂来判定肾单位的功能，是一种功能影像诊断技术，并且一次检查能够同时获得反映左、右分肾的血供、肾实质功能及上尿路通畅情况等信息。因此，核医学检查在判断肾功能的敏感性与准确性方面明显优于 IVP 与血生化检查，具有独特的临床应用价值。血生化检查结果仅反映两侧肾脏总的功能，无法判断分肾功能状态。常规影像学方法，如超声、CT 和 MRI 在判定双肾形态、结构、大小等解剖方面具有很大的优势，而在功能测定方面，主要依据双肾组织的回声、密度及信号变化。

膀胱输尿管反流显像能探测到 1ml 的反流量，敏感性明显高于 X 线膀胱造影；膀胱显像能准确测定膀胱残余尿量，可作为评价膀胱动力学的客观指标；膀胱显像对性腺的辐射吸收剂量低。

简述题

1. 简述肾动态显像的异常影像及其临床意义。

2. 试述利尿试验的原理和临床意义。

3. 试述巯甲丙脯酸试验的原理和临床意义。

（李　飞）

书网融合……

本章小结　　　　微课　　　　题库

第十四章　呼吸系统

学习目标

1. 掌握 肺灌注显像、肺通气显像和下肢深静脉显像的影像分析；肺通气/肺灌注显像和肺灌注 SPECT/CT 显像在肺栓塞诊断中的应用；下肢深静脉显像的临床价值。

2. 熟悉 肺灌注显像、肺通气显像和下肢深静脉显像的原理及操作方法。

3. 了解 肺通气/灌注显像在其他心、肺疾病诊断中的应用。

4. 学会肺通气/肺灌注显像、肺灌注 SPECT/CT 显像，以及下肢深静脉显像的影像判读及综合诊断能力。

案例引导

临床案例　患者，男性，56 岁。活动后呼吸困难伴胸痛 20 天，加重 5 天；心率 110 次/分，$P_2 > A_2$，未闻及病理性杂音；双下肢未见明显水肿。D - 二聚体明显增高；心脏超声示肺动脉高压（76mmHg）；平扫 CT 示部分外周性肺动脉增粗，肺密度未见异常。为明确肺栓塞行肺通气/灌注显像。

影像表现：肺通气/灌注显像示右肺尖段、后段、外段及前基底段，左肺前段、下舌段及前基底段或亚段"不匹配"（图 14 - 1）。

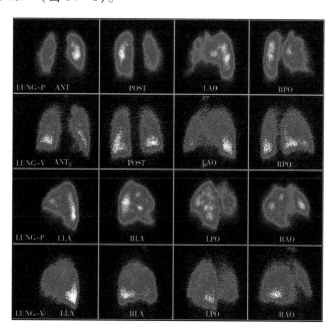

图 14 - 1　肺通气/灌注平面影像（8 体位）

讨论　1. 该患者的临床诊断考虑什么？

2. 诊断依据有哪些？

第一节 肺灌注与通气显像

一、肺灌注显像

（一）原理

肺灌注显像（pulmonary perfusion imaging）的原理是经静脉注射略大于肺泡毛细血管直径（约8μm）的放射性颗粒显像剂后，一过性嵌顿在肺毛细血管床，形成肺血流灌注图像，而局部嵌顿的颗粒数量与肺灌注血流量成正比。常用于评价肺血流灌注情况，结合肺通气显像诊断肺栓塞。

（二）显像剂及方法

1. 患者准备 检查前，常规吸氧 10～15 分钟，可减少肺血管痉挛造成的显像剂摄取减低。注射显像剂速度需缓慢，且勿回血再注入，以免形成血凝块。一次显像颗粒数为 20 万～70 万，对于有严重肺动脉高压、肺血管床极度受损的患者应慎用或禁用。

2. 显像剂 常用显像剂为 ^{99m}Tc－大颗粒聚合人血清白蛋白（^{99m}Tc－macroaggregated albumin，^{99m}Tc－MAA），其直径为 10～60μm，注射剂量为 74～185MBq（2～5mCi）。

3. 方法 患者取仰卧位或坐位静脉注射，5 分钟后行多体位平面显像或断层显像。

（1）平面显像 常规采集前位、后位、左侧位、右侧位、左后斜位和右后斜位 6 个体位图像，必要时加做左前斜位、右前斜位。

（2）SPECT/CT 断层显像 患者取仰卧位，双臂抱头，探头旋转360°，每6°采集一帧，采集10～20秒/帧，共采集60帧；CT采集层厚3～6mm。

二、肺通气显像

（一）原理

肺通气显像（pulmonary ventilation imaging）的原理是经呼吸道吸入一定量的放射性气溶胶或锝气体，由气道逐步进入肺泡使双肺显影，而局部的显像剂分布与肺通气量成正比。常用来反映双肺通气功能、气道通畅程度，并结合肺灌注显像诊断肺栓塞。

（二）显像剂及方法

1. 显像剂 检查前患者无特殊准备。常用显像剂为 ^{99m}Tc－二乙三胺五乙酸（^{99m}Tc－diethylenetriamine－pentaacetic acid，^{99m}Tc－DTPA）气溶胶和锝气体，气溶胶剂量为 740～1480MBq（20～40mCi），实际进入患者肺内剂量为 37～111MBq（1～3mCi）。锝气体剂量应＞370MBq/0.1ml（10mCi/0.1ml），吸入 3～5 口即可。

2. 方法 同肺灌注显像，常规 6～8 个体位平面显像，必要时行 SPECT/CT 显像。

若同日行肺通气/灌注显像，应按先通气、后灌注顺序进行，且灌注图像的计数率应是之前通气采集计数率的 5 倍以上为宜；若行隔日法显像，最好先灌注、后通气，这样有利于肺栓塞疾病的早期诊断和治疗，因为如果灌注显像结果正常，则不需再行通气显像。

三、影像分析

（一）正常影像

1. 平面影像 双肺影像清晰，各体位显像剂分布均匀，肺周边、叶间隙、肺尖显像剂分布相对稀疏。双肺间空白区为纵隔和心影（图14-2）。

2. 断层影像 以人体纵轴为长轴，分为横状、冠状和矢状三个断面。横状位是由颈根部开始，向下至肺底；冠状位是由前向后，近似于前后位平面影像；矢状位是从右到左，近似于侧位平面影像（图14-3）。

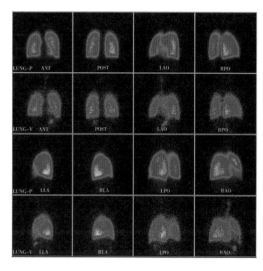

图14-2 正常肺灌注和肺通气影像（八体位，同日法）

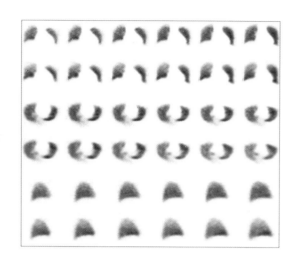

图14-3 肺灌注断层SPECT影像

（二）异常影像

双肺显像剂分布异常影像，呈局限性或弥散性稀疏或缺损表现，局限性表现包括一侧肺、肺叶性、肺段性及亚段性异常；弥散性表现为显像剂不均匀、多发、散在分布（图14-4）。

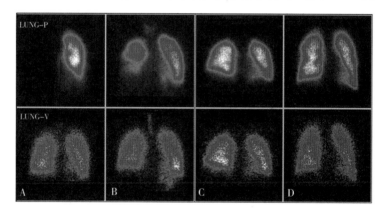

图14-4 肺通气/灌注平面异常影像（前位）

A 右侧肺缺损；B. 右肺中下叶缺损；C. 左肺前基段缺损；D. 双肺多发亚段稀疏

四、临床应用

（一）肺栓塞的诊断与疗效评价

1. 肺栓塞的诊断 肺栓塞（pulmonary embolism，PE）是一种肺动脉及其分支因各种栓子阻塞引发的病理过程和临床综合征。以下肢深静脉血栓脱落至肺动脉主干及分支栓塞最常见，临床影像表现为肺动脉灌注区显像剂分布稀疏或缺损，而肺通气显像时显像剂分布正常，这种情况称为肺通气/灌注不匹配，具体诊断标准如下。

（1）平面影像诊断标准

1）高度可能性 ①2个及以上肺段的通气/灌注"不匹配"；②1个肺段和多发肺亚段的通气/灌注"不匹配"；③4个以上亚段的肺通气/灌注"不匹配"（图14-5）。

2）低度可能性 多发肺段或亚段的通气/灌注"匹配性"改变。

3）正常 肺灌注显像正常。

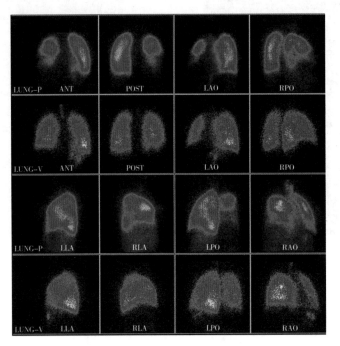

图14-5 肺通气/灌注不匹配影像

1、3排为肺灌注影像，2、4排为肺通气影像

🌐 知识链接

PIOPED 诊断标准

1990年肺栓塞诊断前瞻性研究Ⅰ（prospective investigation of pulmonary embolism diagnosis Ⅰ，PIOPED Ⅰ），将肺灌注/通气显像的图像评价标准分为正常、肺栓塞极低度可能、低度可能、中度可能和高度可能五级，以后又进行了多次的修订。但由于 PIOPED Ⅰ 标准不便于临床医师对肺栓塞做出肯定或否定的结论，因此一直备受争议。为了增强 PIOPED 标准的临床实用性，利用 PIOPED Ⅱ 研究的数据，新的 PIOPED 标准将图像评价标准改为三级，即正常（排除肺栓塞，包括原标准中的"正常"和"极度可能性"）、确诊肺栓塞（肺栓塞高度可能）和不能诊断（包括原标准中的"中度可能性"和"低度可能性"）。研究结果表明：在排除了"不能诊断"的病例之后，肺灌注/通气显像确定肺栓塞诊断的敏感性为77.4%，特异性为97.7%，对73.5%的病例能够给予肯定或否定的诊断结论。

（2）断层影像诊断标准

1）确定诊断 一个肺段或两个亚肺段及以上通气/灌注不匹配。

2）不确定诊断 多发性通气/灌注异常而非特定疾病的典型表现。

3）排除肺栓塞 ①肺灌注显像正常；②通气/灌注匹配或反向不匹配；③通气/灌注不匹配，但不呈肺叶、肺段或亚肺段分布。

随着临床 SPECT/CT 的发展，基于诊断性 CT 检查提供肺形态的应用价值，肺灌注 SPECT/CT 融合显像更进一步提高上述断层影像诊断肺栓塞的特异性和总的诊断准确性（图 14-6）。另外，除了肺栓塞以外的病变，如肺炎、肺肿瘤或占位、肺气肿和肺梗死等所致的匹配改变（图 14-7），同时也可以引起局部血管受压所致的不匹配表现。

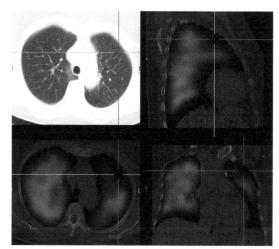

图 14-6　肺灌注 SPECT/CT 融合断层影像

（左肺上叶前段缺损）

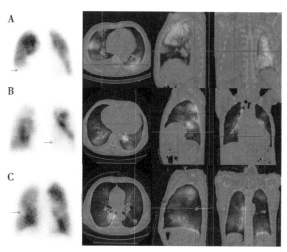

图 14-7　肺灌注 SPECT/CT 融合断层异常影像

（箭头所示病变）

A. 右侧胸腔积液影像；B. 心影增大影像；C. 右肺占位影像

2. 肺栓塞疗效评价　肺栓塞经溶栓或抗凝治疗后恢复程度及时间长短不一，大多数患者在 10 天左右明显好转，数月内进一步好转至正常。少数患者转归为陈旧性肺栓塞，以致发展成为肺梗死。故采用多次肺显像动态观察有助于掌握病情变化，以及治疗方案的调整（图 14-8）。

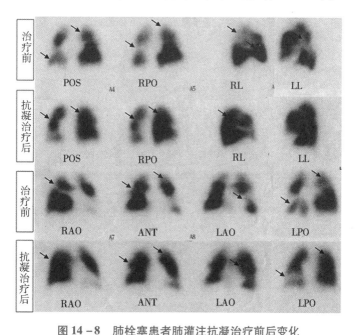

图 14-8　肺栓塞患者肺灌注抗凝治疗前后变化

2、4 排为抗凝治疗 2 周后的肺灌注影像；1、3 排为治疗前肺灌注影像

（二）肺功能评价与预测

1. 肺癌手术前后的应用　肺癌患者术前行肺灌注显像可评估肿瘤浸润的范围、肺血管受累的程度、手术的危险性或可行性等，预测术后残余肺功能对于手术疗效及预测预后等具有重要意义。如术后残留

的肺功能能否维持足够的气体交换，保持基本的生活质量。

2. 肺癌放化疗前后的应用　多数肺癌患者放疗后肿瘤体积缩小，肺灌注影像上表现为血流改善，提示疗效较好。对放疗前肺灌注损伤范围较大者，放疗中应根据肺灌注信息优化放疗计划，可减少放射性肺损伤的发生。肺癌患者化疗前行肺灌注影像可了解患侧肺的血流灌注受损情况，如受损严重则提示化疗疗效不佳。

（三）慢性阻塞性肺疾病的评价

肺灌注显像在慢性阻塞性肺疾病（chronic obstructive pulmonary disease，COPD）上的典型表现是弥漫性散在的显像剂分布减低或缺损，与通气影像基本匹配（图14-9）。肺血管床损伤的部位、范围、程度及疗效的判断均有一定价值。

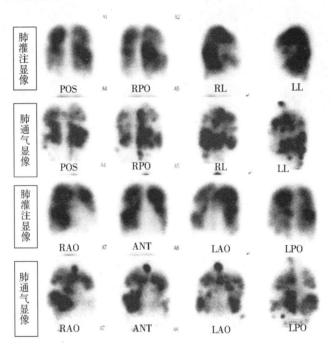

图14-9　COPD肺通气/灌注影像

1、3排为治疗前肺灌注影像；2、4排为肺通气影像

（四）肺动脉高压的评估

肺动脉高压时肺的血流灌注呈不同程度损伤，血流发生重新分布，多发的斑片或缺损影。严重的肺动脉高压时呈肺尖部血流灌注增多，肺底部血流灌注减低的血流灌注图像，出现像"豆芽"形状的图像（图14-10）。

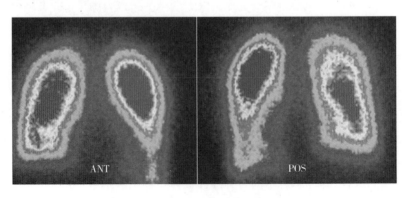

图14-10　肺动脉高压患者肺灌注图像

第二节　双下肢深静脉显像

一、原理

于踝关节上方阻断浅静脉回流（紧扎止血带），自双足背静脉同时注入显像剂（^{99m}Tc‑MAA），随即连续追踪其经下肢深静脉回流至心脏的全过程，称为下肢深静脉显像（lower limbs deep venography）。常用于判断下肢深静脉有无回流障碍。

二、显像剂及方法

（一）显像剂

检查前患者无特殊准备。常用显像剂为^{99m}Tc‑MAA，剂量及注意事项同肺灌注显像。结合肺灌注显像，判断有无合并肺栓塞。

（二）显像方法

注射前须将^{99m}Tc‑MAA混悬液充分摇匀，2支注射器等量抽取^{99m}Tc‑MAA 74～185MBq/5ml（2～5mCi/5ml）。于双踝关节上方约3cm处紧扎止血带，以阻断浅静脉，自双足背静脉缓慢注入显像剂，采集速度为30～50cm/min，采集范围包括双踝关节和全肺。必要时行延迟显像，去除止血带且双下肢屈伸运动2～3分钟后进行。

三、影像分析

（一）正常影像

注入显像剂后依次可见胫后静脉/胫前静脉/腓静脉、腘静脉、股静脉、髂静脉、下腔静脉、双肺等显影。下肢深静脉形态连续完整，两侧对称，无浅静脉显影和侧支循环影像；延迟显像未见深静脉内显像剂滞留影（图14‑11）。

（二）异常影像

下肢深静脉血栓形成（deep vein thrombosis，DVT）可出现患侧下肢深静脉局部纤细或中断、浅静脉和侧支循环影像，延迟影像上静脉内显像剂滞留（图14‑12）。

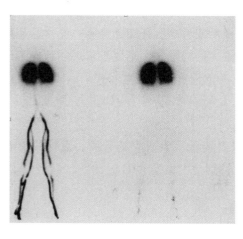

图14‑11　下肢深静脉正常影像（前位）

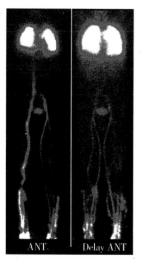

图14‑12　下肢深静脉异常影像（前位）

A. 左下肢股深静脉纤细、浅静脉显影侧支循环形成；B. 延迟像显像剂滞留

四、临床应用

双下肢深静脉显像是一种用于 DVT 筛查的无创性方法，也是肺栓塞诊断中不可缺少的一项检查技术。DVT 可表现为以下几种类型（图 14 - 13）。

1. 完全阻塞型 深静脉影像局部中断，远端显像剂明显滞留（延迟影像上仍存在），侧支静脉循环形成，常伴随同侧浅静脉显影。

2. 不完全阻塞型 深静脉血流回流受阻，可见局部影像纤细、不规则，常伴有侧支静脉循环形成、远端显像剂滞留。

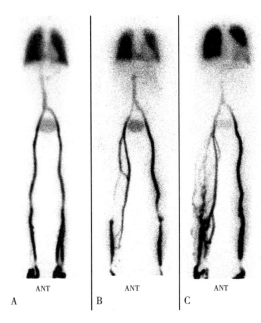

图 14 - 13　下肢深静脉影像（前位）
A正常；B. 完全阻塞型（右侧）；C. 不完全阻塞型（右侧）

第三节　比较影像学

一、超声心动图

经胸超声心动图上直接征象可诊断肺栓塞，间接征象可提示或者高度怀疑肺栓塞。经食管超声心动图、血管内超声等诊断肺栓塞有一定价值，但是超声检查有很大的局限性，不属于常规的肺栓塞诊断方法。双下肢深静脉超声影像对于诊断 DVT 具有独特的价值，其他检查方法无法替代。

二、CT 肺血管造影

CT 肺血管造影（CT pulmonary arteriography，CTPA）可直接显示大血管的管腔、血栓的形态及部位，以及与管壁的关系，可提供 PTE 确诊和鉴别诊断依据，特别是中央型 PTE 的诊断。但是，CTPA 也有其局限性，对于肺段以下的肺血管容易出现假阳性。

三、磁共振肺血管造影

磁共振肺血管造影（magnetic resonance pulmonary arteriography，MRPA）是一种无创的、有发展前景的检查方法，其影像类似于导管造影，但敏感性和特异性均较后者低。同时，还受到磁共振自身禁忌和患者患有肺不张、胸腔积液等外界因素的影响。

四、导管肺血管造影

是诊断肺栓塞的"金标准"，可直观地显示病变部位、范围、程度和肺循环的某些功能状态。但其对于直径≤2mm的亚段以下分支有其局限性，尤其是在诊断急性栓塞时，鉴于其属于有创检查，故须慎重。

简述题

1. 简述肺通气/灌注显像结合下肢深静脉显像对肺栓塞的诊断效能。
2. ^{99m}Tc－MAA在制备和注射时，应注意的事项有哪些？
3. 某患者在肺灌注显像时出现肝脏、肾脏及脑等显影，其机制是什么？

（陆克义 武 军）

书网融合……

本章小结　　　　　微课　　　　　题库

第十五章　神经系统

PPT

📖 **学习目标**

1. **掌握**　脑血流灌注显像和脑代谢显像的原理和临床应用。
2. **熟悉**　脑血流灌注显像和脑代谢显像的影像分析及注意事项。
3. **了解**　脑血流灌注显像和脑代谢显像的显像方法及研究进展。
4. 学会脑脊液显像的临床应用。

第一节　脑血流灌注显像

一、原理

脑血流灌注显像是应用能穿透血－脑屏障的显像剂，经水解或构型转化滞留于脑内，脑内摄取程度与局部脑血流量（regional cerebral blood flow，rCBF）成正相关，从而评价脑部不同部位的血流供应及脑组织的存活状况。

二、显像剂及方法

（一）患者准备

注射显像剂前 5 分钟患者视听封闭（戴眼罩和耳塞），并于 1 小时前口服过氯酸钾封闭甲状腺和脉络丛。

（二）显像剂

常用显像剂为 ^{99m}Tc － 双半胱乙酯（^{99m}Tc － ECD），剂量为 740～1110MBq（20～30mCi）；^{99m}Tc － 六甲基丙烯胺肟（^{99m}Tc － HMPAO），剂量为 555～925MBq（15～25mCi）。具有电中性、脂溶性和分子量小，能通过完整无损的血－脑屏障而进入脑细胞的特点。

（三）方法

平卧位，头部枕入头托中，调节头托使眼外眦与外耳道的连线垂直于地面，然后加以固定，嘱患者保持不动；行 SPECT 脑断层显像获得横断面、矢状面和冠状面三维图像，必要时行 SPECT/CT 融合显像。

（四）负荷试验脑血流灌注显像

常规脑血流灌注显像往往不能发现脑血流储备下降，通过负荷试验观察脑血流和代谢的反应性变化，可以提高缺血性病变特别是潜在的缺血性病变的阳性检出率。常用的负荷试验方法有：乙酰唑胺试验、CO_2 吸入试验、运动刺激、Wadas 试验、Matas 试验和中医针刺等。

⊕ **知识链接**

脑血流灌注乙酰唑胺介入试验

乙酰唑胺能抑制脑内碳酸酐酶的活性，使脑内 pH 下降，正常情况下会反射性地引起脑血管扩张，导致 rCBF 增加 20%～30%，由于病变血管的这种扩张反应很弱，使潜在缺血区和缺血区的 rCBF 增高不明显，在影像上出现相对放射性减低或缺损区。

以两日法最为常用和简便，检查时间间隔一般为 24 小时及以上，采集和处理条件应保持一致。先行乙酰唑胺介入检查，如果检查结果为正常，则无需再行基础影像检查。乙酰唑胺负荷试验的禁忌证：磺胺类过敏者，具有偏头痛病史者可能会导致复发。急性脑卒中发作的 3 天内禁止乙酰唑胺负荷试验。乙酰唑胺剂量：静脉缓慢推注，成人是 1000mg、儿童剂量 14mg/kg。乙酰唑胺推注完成后间隔 15～20 分钟注射放射性药物。乙酰唑胺的不良反应主要有：轻微的眩晕、耳鸣、感觉异常等，这些症状均为自限性的，无需特殊处理；患者从卧位坐起或站立时可能会出现体位性低血压，应该予以高度重视。

三、影像分析

（一）正常影像

正常脑血流灌注显像可显示脑皮质、基底节、丘脑、脑干等灰质结构对称影像，白质显像剂分布明显稀疏，脑室系统呈放射性缺损。一般以目测法定性分析，也可通过 ROI 技术进行半定量和定量分析（图 15-1）。

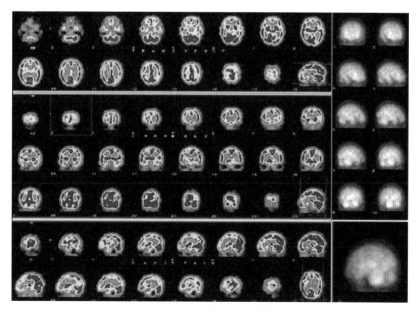

图 15-1 正常脑血流灌注影像

（二）异常影像

异常影像常见于局部显像剂分布异常，表现为稀疏或缺损、增高或浓聚。一般认为，至少 2 个断面以上有一处或多处显像剂分布异常才具有诊断意义（图 15-2）。

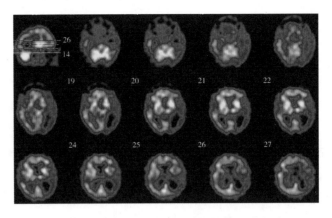

图 15-2 左侧颞枕部血流灌注减低影像

四、临床应用

（一）短暂性脑缺血发作

短暂性脑缺血发作（transient ischemic attack，TIA）是指颈动脉或椎-基底动脉供血不足引起，起病突然，数分钟至数小时出现神经功能缺失，多数于 24 小时内恢复，可有反复发作的病史。通常 TIA 发作时受累部位脑血流灌注减低，呈显像剂分布减低区。长期低灌注状态如不及时治疗可导致不可逆性脑缺血，甚至发展为脑梗死。

（二）脑梗死

脑梗死是由于脑供血障碍引起脑组织缺血和缺氧而引起的脑血管疾病。急性脑梗死 48 小时内，由于局部解剖结构尚未发生变化，CT 和 MRI 不能检出病灶，而 rCBF 出现异常，脑血流灌注影像示梗死部位显像剂分布稀疏或缺损。如大小脑交叉失联络（图 15-3A）、过度灌注显像（图 15-3B）。大小脑交叉失联络现象见于部分脑梗死患者，可见病变对侧小脑呈血流减低（显像剂分布减低），为血管神经反应所致。

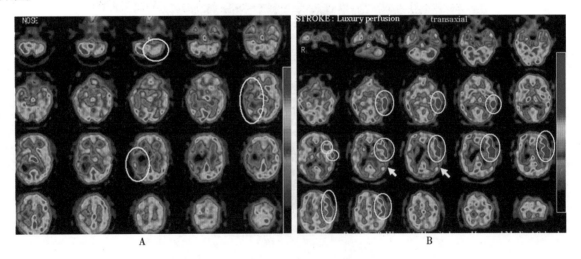

图 15-3 脑梗死血流灌注异常影像

A. 大小脑交叉失联络；B. 过渡灌注

（三）痴呆

阿尔茨海默病（alzheimer disease，AD）是一种弥漫性大脑萎缩性退行性疾病，常见于 50 岁以上老人。脑血流灌注影像常见为双侧顶叶和颞叶对称性显像剂分布减低，基底节和小脑多为正常。局部脑血流减低的程度和范围与 AD 的严重程度相关；多发性脑梗死性痴呆（multi – infarct dementia，MID）表现为大脑皮质多发性散在、非对称性显像剂分布减低区，基底节和小脑常常受累；帕金森病痴呆表现为基底节显像剂分布减低。

（四）癫痫灶的定位诊断

癫痫（epilepsy）是某一区域脑神经元过度高频放电而引起的脑功能短暂障碍。脑血流灌注显像表现为癫痫发作期局部血流增加，病灶显像剂分布明显增高，而发作间歇局部血流减低，病灶显像剂分布减低或缺损。

（五）脑底血管网症

脑底异常血管网症又称为脑底动脉闭塞伴毛细血管扩张，特发性脑底动脉环闭塞症，烟雾病或 Moyamoya 病。脑血流灌注显像示病变部位脑血流量减低，脑血流储备亦减低，病变区显像剂分布减低（图 15 – 4）。

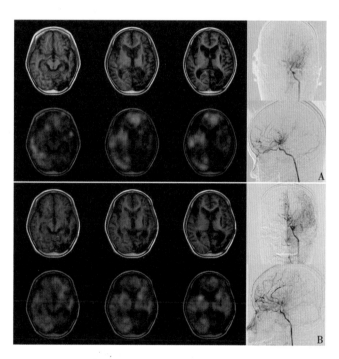

图 15 – 4　SPECT/MRI 融合影像对烟雾病治疗前后的疗效评价

A. 治疗前；B. 治疗后

（六）精神疾病

脑血流灌注显像对各种精神疾病具有诊断和研究价值。如精神分裂症患者血流灌注从前到后发生阶梯性改变；抑郁症患者额叶和颞叶、边缘系统的 rCBF 减低；躁狂症发作期额叶单侧或两侧局限性显像剂分布增高，基底节亦增高；幻听症发作期多见单侧或双侧额叶局限性显像剂分布稀疏。

⇒ 案例引导

临床案例 患者，男性，60岁；4小时前患者突感右手无力、站立不稳并言语不清，30分钟后上述症状完全消失。既往有冠心病病史10年；神经系统检查正常，无头晕、头痛、黑矇、恶心、呕吐、意识障碍或抽搐等症状。为明确病因行脑血流灌注显像。

影像表现：脑血流灌注显像示双侧脑皮质、基底节、丘脑、脑干等灰质结构对称影像，未见明显异常（图15-15A）；隔日静脉缓慢注射1g乙酰唑胺（acetazolamide），15分钟后再注射99mTc-ECD行脑血流灌注显像（图15-15B），影像示左侧颞叶显像剂分布减低。

讨论 1. 该患者的临床诊断？

2. 诊断的依据是什么？

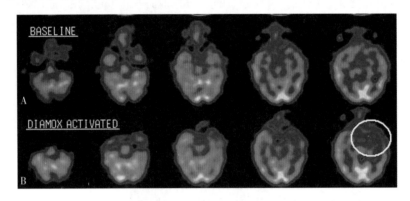

图15-15 脑血流灌注影像

A. 基础影像；B. 乙酰唑胺介入试验影像

第二节 脑代谢显像

一、原理与显像剂

（一）脑葡萄糖代谢显像

葡萄糖为脑组织的唯一能量来源，能够反映脑功能的情况。^{18}F-脱氧葡萄糖（^{18}F-FDG）是葡萄糖的类似物，静脉注入人体后生成6-磷酸-FDG不再参与代谢而滞留于脑内，能够显示脑组织各部位的葡萄糖代谢能力及其分布情况状态。

（二）其他脑代谢显像

其他脑代谢显像包括氧代谢显像（^{15}O$_2$）、氨基酸代谢显像（^{11}C-甲基-L-蛋氨酸，^{11}C-MET）（图15-6）、脑胆碱代谢显像（^{11}C-胆碱）、脑核苷酸代谢显像（^{18}F-胸腺嘧啶核苷，^{18}F-FLT）、脑组织乏氧显像（^{18}F-FMISO）等，这些显像剂能反映细胞增殖的情况，对于脑肿瘤的诊断、分期及治疗后的疗效评价有重要意义。

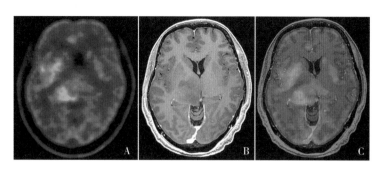

图 15 - 6　脑弥漫性星形细胞瘤^{11}C - MET PET/MRI 影像

A. PET；B. MRI 增强；C. PET/MRI

二、患者准备及方法

（一）患者准备

脑葡萄糖代谢显像前排空膀胱，检查前禁食 4 ~ 6 小时，控制血糖小于 200mg/dl；检查者保持安静，视听封闭即戴眼罩和耳塞，避免声光刺激等。

（二）方法

患者平卧位，静脉注射^{18}F - FDG 185 ~ 370MBq（5 ~ 10mCi）30 ~ 60 分钟后行脑部显像，一般行 CT 透射扫描后再行 PET 断层显像，即可获得 PET/CT 融合图像。

三、影像分析

脑代谢显像与脑血流灌注影像相似（图 15 - 7A）；异常影像示局部显像剂分布异常，表现为稀疏或缺损、增高或浓聚（图 15 - 7B）。

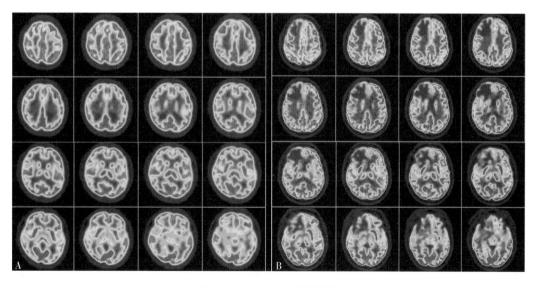

图 15 - 7　脑 PET 代谢影像

A. 正常影像；B. 右侧额叶减低

四、临床应用

（一）癫痫灶的定位诊断

脑代谢显像可用于癫痫手术前致癫灶的定位诊断，提高癫痫灶的检出率，有助于选择手术方式和预测手术效果（图 15 - 8）。

1. 癫痫发作期　病变的能量代谢和血流均增高，脑葡萄糖代谢显像可见癫痫灶发作期病灶部位呈异常显像剂浓聚。

2. 癫痫发作间期　病灶的能量代谢和血流均减低，脑葡萄糖代谢显像可见癫痫灶发作间期病灶部位呈异常显像剂减低或缺损。可采用贝美格介入试验提高癫痫致癫灶定位的阳性率。

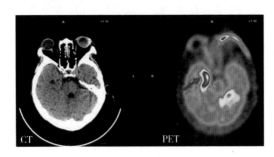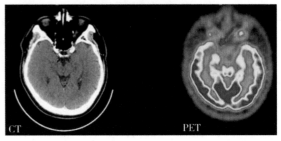

图 15 - 8　癫痫发作期影像

右侧为癫痫发作期的脑[18]F - FDG PET/CT 显像：右侧颞叶内侧皮质显像剂局限性浓聚。提示：右侧颞叶为致痫灶（发作期）。

左侧为癫痫发作间期的脑[18]F - FDG PET/CT 显像：右侧颞叶内侧皮质显像剂摄取减低。提示：右侧颞叶为致痫灶（发作间期）

（二）痴呆的诊断

脑葡萄糖代谢显像可进行痴呆的诊断和鉴别诊断，并可评估痴呆的严重程度和预后，还可对慢性抑郁症或假性痴呆进行鉴别。轻中度 AD 患者脑葡萄糖代谢显像示双侧颞叶和顶叶代谢减低，双侧颞叶和顶叶代谢减低与痴呆程度和病程正相关；多发性脑梗死性痴呆表现为脑内散在的、多发和不规则的代谢减低区。进行性豆状核变性（Wilson 病）典型的特征性表现是豆状核葡萄糖代谢下降明显，也可伴随全脑葡萄糖代谢下降。

（三）帕金森病和舞蹈病的诊断

帕金森病（Parkinson disease，PD）早期脑葡萄糖代谢显像表现为纹状体葡萄糖代谢和血流灌注均减少，随病情进展表现为全脑葡萄糖代谢率逐渐减低，呈弥漫性分布；慢性进行性舞蹈病（huntington disease，HD）是基底节和大脑皮层变形的一种显性遗传性疾病，临床上表现为慢性进行性舞蹈样动作和痴呆。HD 早期脑葡萄糖代谢显像表现为尾状核葡萄糖代谢明显减低，随病情发展可波及壳核，但全脑葡萄糖代谢并不下降。

（四）脑肿瘤

脑葡萄糖代谢或氨基酸代谢显像在脑肿瘤术后残留、复发或瘢痕组织的鉴别诊断，以及评价放化疗的疗效方面具有重要价值。脑肿瘤复发部位葡萄糖或氨基酸代谢率增高，放化疗效果明显者局部葡萄糖或氨基酸代谢率减低，而瘢痕组织葡萄糖或氨基酸代谢率明显降低（图 15 - 9，图 15 - 10）。

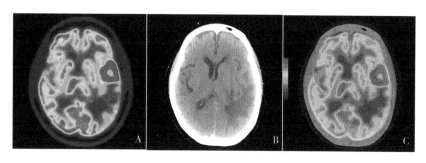

图 15 - 9　脑肿瘤复发^{18}F - FDG PET/CT 显像
1. PET；B. CT；C. PET/CT

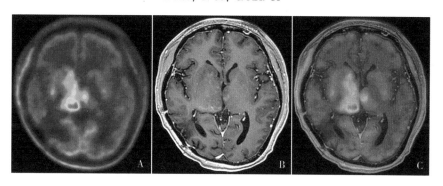

图 15 - 10　脑弥漫性中线胶质瘤术后复发^{11}C - MET PET/MRI 影像
A. PET；B. MRI 增强；C. PET/MRI

（五）脑卒中

脑代谢显像在脑卒中的诊断、分期、疗效评价、估测预后、判断病灶组织存活等方面有重要意义。脑卒中所累及的动脉灌注和代谢低下，在发病 24～48 小时内 CT 和 MRI 上多为阴性，而局部脑血流量及葡萄糖代谢均减低。

（六）精神疾病

脑代谢显像可用于精神疾病的诊断和疗效评价。精神分裂症患者常见额叶葡萄糖代谢降低，其次为颞叶，偶尔伴同侧基底节代谢减低；抑郁症等情感性精神障碍表现呈多样性，双相精神病的抑郁期常有整个幕上结构的葡萄糖代谢降低。

（七）其他

脑代谢显像还可用于新生儿缺血缺氧性脑病、酒精滥用或可卡因等药物成瘾脑功能的改变或机制的研究、AIDS 的脑代谢研究、脑功能重塑研究等方面。

第三节　其他显像

一、脑脊液显像

（一）原理

将显像剂引入脊髓蛛网膜下腔，其沿脑脊液循环的途径进入脑池，可显示其在脑脊液中各个时相的分布并提供蛛网膜下腔间隙、各脑池的形态，同时可了解脑脊液流动和被吸收等动力学参数。

（二）显像剂和方法

常用显像剂为^{99m}Tc－DTPA，剂量 74 ~ 370MBq（2 ~ 10mCi）。常规腰穿下缓慢推注至蛛网膜下腔，仰卧位，于 1、2、3、6 小时行前、后、侧位平面显像，甚至延迟至 24 小时或 48 小时，必要时对可疑病灶行 SPECT/CT 融合显像。

（三）正常图像

显像剂注入蛛网膜下腔后，1 小时到达小脑延髓池，2 ~ 3 小时上升至小脑幕水平各基底池，6 小时各基底池、四叠体池、胼胝体池和半球池均显影，前位相上呈三叉影像，且脊髓蛛网膜下腔影近乎消失。24 小时上矢状窦显影，两侧大脑凸面呈对称性分布构成伞状影像。脑室系统始终不显影。

（四）临床应用

1. 脑脊液漏的诊断与定位　脑池显像是检测和定位脑脊液漏理想而有效的方法，尤其是间断性脑脊液漏。常可见眼眶上、鼻道、耳道或脑脊液系统影像外的异常显像剂浓聚，即为脑脊液漏（图 15 - 11）。

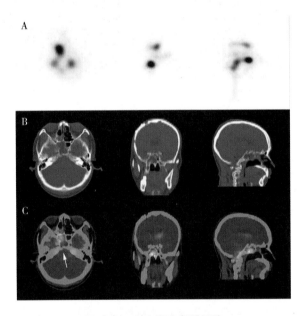

图 15 - 11　脑脊液鼻漏影像
A. SPECT；B. CT；C. SPECT/CT

2. 交通性脑积水的诊断　脑脊液形成过多或脑脊液吸收和循环障碍，是产生交通性脑积水的主要原因。交通性脑积水典型影像表现为侧脑室显影，上矢状窦不显影。

二、PET/MRI 的应用

PET 脑代谢显像可以获得脑组织相关生理、生化或病理生理代谢功能方面的信息，MRI 具有多序列、多参数显像技术，不仅可以得到 T$_1$WI、T$_2$WI 等反应解剖信息图像，也可以得到 DWI、MRS、BOLD 等反应脑功能的 MRI 图像，PET/MRI 是将 PET 的功能/代谢信息与 MRI 的解剖/结构信息结合，充分发挥 MRI 软组织分辨率高的优势，对疾病进行定位、定性诊断、疾病分期、术前评估及随访评价等。

PET/MRI 在中枢神经系统主要用于中枢神经系统肿瘤、神经退行性病变、癫痫及脑血管意外等。PET/MRI 可以判断脑肿瘤恶性程度分级、术前脑功能及预后评价，鉴别治疗后肿瘤复发、坏死或纤维化、指导细针穿刺等；PET/MRI 可以联合定位癫痫灶、术前评价与疗效判断；PET/MRI 对神经退变性疾病也表现出一定优势，如对痴呆的诊断及严重程度评价（图 15 - 12，图 15 - 13，图 15 - 14）。

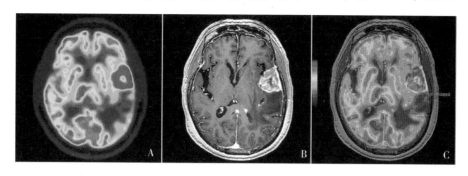

图 15 - 12　脑胶质母细胞瘤[18]F - FDG PET/MRI 影像

A. PET；B. MRI；C. PET/MRI

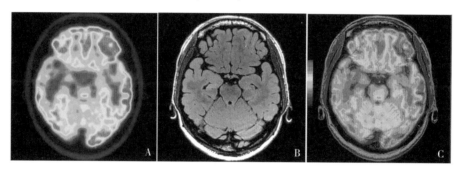

图 15 - 13　[18]F - FDG PET/MRI 癫痫影像

1. PET；B. MRI；C. PET/MRI

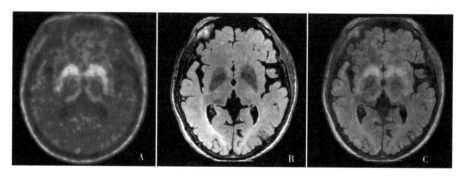

图 15 - 14　帕金森病[18]F - 氟多巴（FDOPA）PET/MRI 影像

A. PET；B. MRI；C. PET/MRI

第四节　比较影像学

传统的 CT、MRI、超声波检测主要显示解剖结构的变化，可以观察到脑组织的细微结构，目前 CT 和 MRI 的新技术可以在解剖基础上显示脑血流、功能和代谢变化。脑 CT 灌注成像能够获得 CT 灌注的各种参数，主要应用于急性脑缺血患者（发病 6 小时以内）或超急性脑缺血患者（发病 3 小时以内）的早期诊断。MR 脑灌注成像和脑血管成像，既可以获得局部脑组织的缺血信息，又可以获得相应脑血管狭窄或阻塞的具体解剖定位，并可以进行疗效观察。MR 弥散加权成像（DWI）可以用来鉴别细胞内水肿和细胞间隙水肿，在诊断脑梗死上有较大优势。MR 波谱分析（MRS）或 MR 化学成像（MRCI）能对肌酐、胆碱进行波谱成像，有助于观察脑癫痫灶、脑肿瘤的残留和复发。MR 脑功能成像（fMRI）

能够实时观察脑功能的变化，具有很高的空间和时间和分辨力。脑磁图（MEG）能够显示脑组织内的磁场状况及异常改变，对癫痫灶的定位具有很大的价值。

　　核医学影像是典型的功能代谢显像，在分子水平上显示病理生理和化学变化。SPECT脑血流断层影像能够提供研究脑局部血流状况的方法，联合负荷试验可以显著提高脑血管病的诊断灵敏度；PET探测灵敏度高，是在分子水平显示活体器官代谢、受体和功能活动的影像技术，此外它还能够实现对局部脑葡萄糖代谢率的计算，进一步了解脑功能。现在随着现代影像核医学技术的发展，多种影像学技术体现出影像交叉和图像融合的新格局，如SPECT/CT，PET/CT，PET/MRI等既能反映解剖结构又能反映功能代谢的最先进的核医学仪器已经问世，其中PET/MRI对于神经系统的相关研究显得尤为重要，目前它已经应用在阿尔茨海默病、脑肿瘤、癫痫、抑郁症等疾病的诊断和治疗中。PET/MRI在分子和细胞成像方面如基因治疗、细胞移植方面也有很大的潜在应用价值。但是值得一提的是PET/MRI的临床研究尚处于起步阶段，还需要进行进一步的研究。

简述题

1. 比较核医学与其他影像学诊断癫痫的优势及特点？
2. 简述脑血流灌注显像介入试验的方法及临床意义。
3. 脑葡萄糖代谢显像的原理及临床应用。

（徐　浩）

书网融合……

本章小结　　　　　微课　　　　　题库

第十六章 消化系统

学习目标

1. **掌握** 消化道出血显像、异位胃黏膜显像的临床应用，以及肝胆动态显像诊断急性胆囊炎和肝血池显像诊断肝血管瘤。
2. **熟悉** 各个消化系统显像的原理、方法及图像分析。
3. **了解** 各个消化系统显像的显像剂种类及患者准备。
4. 学会各个消化系统显像的影像判读和综合分析能力。

第一节 消化道出血显像

一、原理

消化道出血显像（gastrointestinal bleeding imaging）是指静脉注入 ^{99m}Tc 标记显像剂后因胃肠壁血管出现破损而进入胃肠道的过程，并随肠壁蠕动而沿肠腔走形变化。常用于胃肠道出血的诊断和定位。

🌐 知识链接

消化道出血

消化道是指从食管到肛门的管道，包括食管、胃、十二指肠、空肠、回肠、盲肠、结肠及直肠，以十二指肠悬韧带（Treitz 韧带）为节点分为上消化道和下消化道。消化道出血为临床较常见症候群，可由多种疾病所致，准确定位消化道出血的部位是确保患者及时有效治疗的关键。上消化道出血和低位肠道出血往往可以通过病史和临床检查加以鉴别。上消化道出血，尤其是胃十二指肠病变引起的出血，可以通过胃镜检查给予确诊并定位。消化道远端的出血，如乙状结肠甚至降结肠，也可通过结肠镜等腔内镜找到出血点，而对于胃十二指肠以下、乙状直肠部位以上的结肠和空回肠部位的消化道出血，一般的腔内镜无法置入，消化道钡餐 X 线检查的作用也有限，核素消化道出血显像在其定性和定位诊断中具有较高价值。

二、显像剂及方法

（一）患者准备

检查前停用止血药。检查前 1 小时口服过 $KClO_4$ 200～400mg，以减少胃黏膜对 $^{99m}TcO_4^-$ 的摄取和分泌。

（二）显像剂

临床上常用显像剂有两种，即 $^{99m}Tc-RBC$、$^{99m}Tc-$ 胶体（$^{99m}Tc-$ 硫胶体或植酸钠，$^{99m}Tc-SC$ 或 $^{99m}Tc-PHY$）。

1. $^{99m}Tc-RBC$ 显像 剂量 740～925MBq（20～25mCi），静脉注射后即刻显像。常用于胃肠道的间歇性出血诊断。

2. ^{99m}Tc – 胶体显像　剂量 185~370MBq（5~10mCi），静脉注射后即刻显像。常用于胃肠道的急性活动性出血诊断。

（三）显像方法

患者取仰卧位，注射显像剂后即刻前后位动态或连续静态采集 30~60 分钟，可延续至 2~4 小时，采集范围包括腹盆部。必要时可加做侧位或断层显像，行 SPECT/CT 融合显像对可疑病灶定位和鉴别。

三、影像分析

正常情况下，^{99m}Tc – RBC 显像可见心、肝、脾、肾及腹部大血管显影，腹部其他部位可见少量显像剂本底，胃肠道不显影（图 16–1）；^{99m}Tc – 胶体显像早期可见腹部大血管显影，晚期仅见肝、脾显影。当腹盆部其他任何部位出现异常显像剂分布增高或浓聚影，且随时间延长浓集程度增加，与肠道走形一致，即为出血病灶。依据出血量和出血性质分活动性与间歇性。

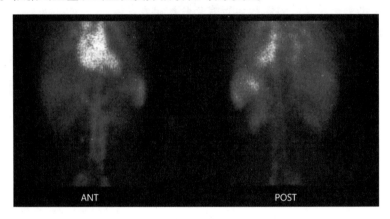

图 16–1　正常 ^{99m}Tc – RBC 胸腹部平面影像（前后位）

四、临床应用

（一）胃肠道出血诊断与定位

胃肠道出血诊断灵敏度可达 85% 以上，探测最小出血量可达 0.1ml/min。显像特点（图 16–2）：①除脏器正常显影外的异常显像剂分布影；②随时间延长因出血量增加而范围扩大或增浓；③沿肠道蠕动方向显像剂分布延伸，且与肠腔走形一致。

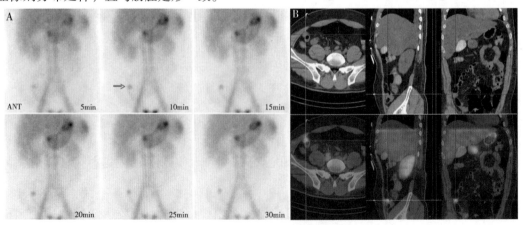

图 16–2　右下腹回肠远端出血影像（箭头所示）

A. 前位动态平面影像；B. SPECT/CT 融合断层影像

（二）其他

动脉瘤或血管畸形在^{99m}Tc – RBC 显像时可出现局部显像剂异常浓聚；异位胃黏膜也可因未被封闭以致摄取^{99m}TcO$_4^-$ 而显影。

第二节　异位胃黏膜显像

⇒案例引导

　　临床案例　患者，男性，9 岁，体重30kg；主因无痛性血便3 天入院，血常规检查提示贫血；为查明贫血原因而行异位胃黏膜检查。

　　影像表现：异位胃黏膜显像：5 分钟后胃逐渐显影，15 分钟可见十二指肠球部排泄影，以后逐渐隐约可见结肠、脾及肾显影。其中，右上腹点状显像剂异常浓聚，与胃影同时出现（图16 –3）。

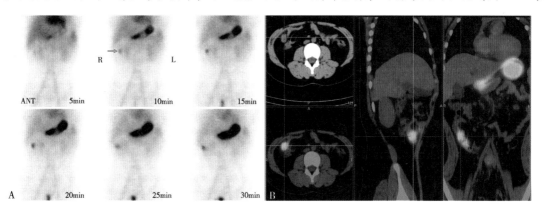

图16 –3　右上腹异位胃黏膜影像（箭头所示）
A. 前位动态平面影像；B. SPECT/CT 融合断层影像

　　讨论　1. 该患者的临床诊断？
　　　　　　2. 诊断的依据是什么？

一、原理

异位胃黏膜（ectopic gastric mucosa）是指位于胃以外消化道内的胃黏膜组织，其与胃黏膜同样具有摄取^{99m}TcO$_4^-$ 的能力，从而特异性显影，包括 Meckel 憩室、Barrett 食管和小肠重复畸形等疾病。

二、显像剂及方法

（一）患者准备

患者检查前需禁食4 小时以上。禁止使用过氯酸钾、水合氯醛、阿托品等药物。检查前2 ~ 3 天应避免胃肠钡剂检查。

（二）显像剂

新鲜^{99m}TcO$_4^-$ 淋洗液，剂量为370 ~ 555MBq（10 ~ 15mCi），儿童酌减。

（三）方法

患者仰卧位，静脉注射^{99m}TcO$_4^-$ 后即刻前后位动态或连续静态采集30 ~ 60 分钟，采集范围包括腹盆部，可疑 Barrett 食管需采集到胸部。必要时可加做侧位或断层显像，对可疑病灶行 SPECT/CT 融合显像精确定位。

三、影像分析

正常影像仅见胃逐渐显影，肠道可因胃黏膜分泌后排泄而一过性显影，尤其是十二指肠球部较为明显，结肠、脾及肾有时可显影。

异常影像为胃影以外出现的异常浓聚灶，且具有典型的显像特点：与正常胃黏膜显影同步、位置及形态相对固定、影像强度逐渐增浓。

四、临床应用

（一）Meckel 憩室

Meckel 憩室显像表现为腹腔内局部异常显像剂浓聚，位置相对固定，与胃同步显影后逐渐增浓，右下腹多见。如第 1 次显像阴性但高度怀疑者，可皮下注射五肽胃泌素 $6\mu g/kg$（增强摄取）或高血糖素 $50\mu g/kg$（抑制肠道蠕动），$10\sim15$ 分钟后再次进行显像，以提高显像的阳性率。

（二）Barrett 食管

Barrett 食管是指食管下段鳞状上皮细胞被胃黏膜柱状上皮细胞取代，易发生溃疡及狭窄，进而发展为食管腺癌。其 $^{99m}TcO_4^-$ 显像表现为胃显影的同时，于食管下段（胃影上方）出现异常显像剂分布且逐渐增浓。

（三）肠重复畸形

肠重复畸形是一种消化道先天性畸形，多发生在小肠，是导致消化道出血、肠套叠的原因之一。畸形肠道内可有异位胃黏膜，能够摄取 $^{99m}TcO_4^-$ 而使局部异常浓聚，多呈条索肠襻和团块状，浓聚范围较 Meckel 憩室大（图 16-4）。

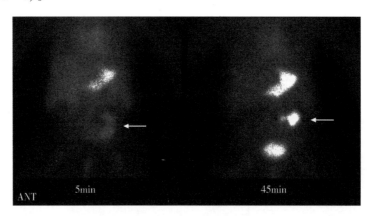

图 16-4　左中腹部肠重复畸形平面影像（前位，箭头所指处）

第三节　肝胆动态显像

一、原理

肝胆动态显像（hepatobiliary imaging）可连续显示显像剂从静脉注射后进入肝细胞，被其摄取、分泌及胆道排泄而进入肠道的影像全过程，以了解肝胆系统的形态和功能。

二、显像剂及方法

(一) 显像剂

常用显像剂为^{99m}Tc – EHIDA（^{99m}Tc – 二乙基乙酰苯胺亚氨二醋酸），剂量为 185 ~ 370MBq（5 ~ 10mCi）。

(二) 显像方法

检查前禁食 4 小时以上。仰卧位，注射显像剂后即刻采集获得血流灌注相，以及连续动态平面采集肝实质相、胆管排泄相、肠道排泄相。必要时加做延迟显像和 SPECT/CT 融合显像。

三、正常影像

依动态显像顺序，可分为血流灌注相、肝实质相、胆管排泄相和肠道排泄相。

1. 血流灌注相 注射显像剂后 1 分钟内影像，可见心、肺、肾、大血管及肝脏依次显影。

2. 肝实质相 注射显像剂后 1 ~ 3 分钟肝脏清晰显影并渐浓，15 ~ 20 分钟达到高峰，之后肝脏影像渐淡。

3. 胆管排泄相 由肝细胞分泌入胆道，注射后 5 分钟内胆管即可显影，逐渐显示左右肝管、总肝管、胆囊管及胆囊影像，一般在 45 分钟内完成。

4. 肠道排泄相 由胆管排入肠道，一般不迟于 1 小时。

四、临床应用

(一) 胆囊炎

急性胆囊炎特异病理生理表现为炎症、水肿或结石等造成的胆囊管梗阻。在急腹症时，肝脏、肝胆管及肠道排泄影均正常，而胆囊持续不显影，可证实为急性胆囊炎，是诊断急性胆囊炎特异性方法（图 16 –5）。

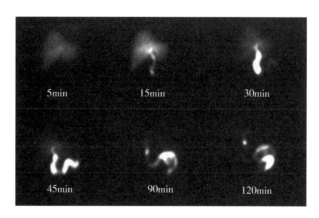

图 16 –5 急性胆囊炎动态平面影像（前位）

慢性胆囊炎影像较急性胆囊炎区别在于胆囊显影正常，但显像延迟至 1 ~ 4 小时后，甚至更长；另外，如出现肠道先于胆囊显影，也是慢性胆囊炎的特异性征象。

(二) 先天性胆管闭锁

显像全程仅见肝血流和实质相，而胆系持续不显影，肠道不显影（图 16 –6）。

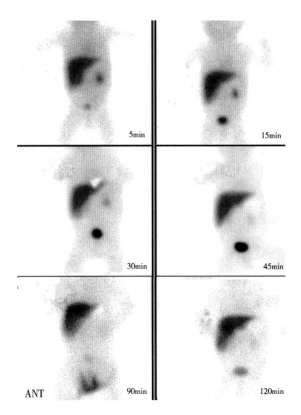

图16-6 先天性胆管闭锁动态平面影像（前位）

（三）其他

肝胆动态显像也是胆总管梗阻引起的黄疸、肝细胞癌、先天性胆总管囊肿及新生儿肝炎综合征诊断的重要手段。

第四节 肝血流灌注与肝血池显像

一、原理

肝脏供血来自于门静脉（75%）和肝动脉（25%）。肝血流灌注和血池显像（hepatic perfusion and blood pool imaging）是指静脉弹丸式注入显影剂后，分别显示其在肝内占位性病变摄取的早期及延迟影像，反映病变的血流灌注和血池分布情况。

二、显像剂及方法

（一）显像剂

常用显像剂为^{99m}Tc - RBC，剂量为740~925MBq（20~25mCi）。

（二）显像方法

患者无特殊准备，仰卧位，静脉弹丸注入显像剂后即刻动态采集，2秒/帧，共60秒，为肝血流灌注相；之后15~30分钟连续静态或动态影像，必要时延迟至1~2小时，为肝血池相。对可疑病灶行SPECT断层或（和）SPECT/CT融合显像。

三、正常影像

弹丸注入显像剂后，肝血流灌注相可见心脏及肺显影，之后2~4秒依次出现腹主动脉、双肾及脾脏显影。双肾显影后12~18秒，肝区显影并渐浓。肝血池相可见心脏、肝、脾等富血器官的影像，但肝脏浓聚程度略低于心脏和脾脏。

四、临床应用

（一）肝血管瘤

肝血管瘤（hepatic haemangioma）为肝内常见的良性肿瘤，肝血池相特异性影像为局部显像剂"过度填充"（图16-7）。但小于1.5cm的病变其诊断效率较低，易出现假阴性。

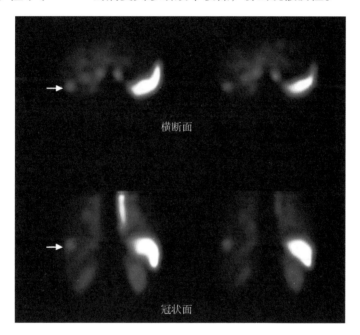

图16-7 肝右叶血管瘤断层SPECT影像（箭头所示）

（二）其他

肝血流灌注和血池显像也是肝脏实质性肿瘤（原发性肝癌、转移性肝癌、肝腺瘤等）、肝囊肿、肝脓肿、肝硬化结节、肝硬化及门静脉高压等诊断的重要手段之一。

第五节 唾液腺显像

一、原理

唾液腺的小叶上皮细胞可以从血液中摄取和浓聚碘或锝离子（^{131}I或$^{99m}TcO_4^-$）的功能而使其显影，即可获得唾液腺的影像和时间-放射性曲线，了解唾液腺的位置、大小、形态及其功能。

二、显像剂及方法

(一)显像剂

显像剂为$^{99m}TcO_4^-$，剂量为 185～555MBq（5～15mCi）。

(二)显像方法

患者无特殊准备，仰卧位，静脉弹丸注入显像剂后即刻开始动态采集，2 秒/帧，共 60 秒，观察唾液腺的血流灌注情况；然后分别于 5、10、20、40 分钟进行唾液腺的前位及左右侧位显像，视野范围应包括甲状腺。40 分钟后舌下含服维生素 C 300～500mg 或其他酸性食物，以促使唾液腺分泌，进行显像后嘱患者漱口清洗口腔，并再次进行静态显像。

三、正常影像

注射显像剂后，唾液腺影像逐渐显示并清晰，在 20～30 分钟左右图像达到高峰。腮腺显影最为清晰，两侧对称，其他腺体显影相对较淡。正常情况下，唾液腺与甲状腺摄取放射性药物的速率相同，因此可以用甲状腺作为唾液腺影像的参照。酸性刺激可以引起唾液腺分泌，导致腮腺影像逐渐变淡。

四、临床应用

(一)判断唾液腺功能

唾液腺摄取功能亢进表现为双侧或者单侧的唾液腺影像弥漫性浓聚，常见于各种原因导致的急性腮腺炎；唾液腺摄取功能减低表现为双侧或单侧唾液腺影像弥漫性稀疏或者不显影，主要见于干燥综合征（图 16－8）。

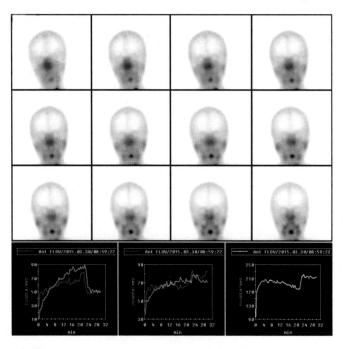

图 16－8 干燥综合征动态影像

(二)诊断唾液腺占位性病变

根据唾液腺占位性病变摄取放射性药物的功能不同，可将其分为"热结节""温结节"及"冷结节"，其表现与甲状腺结节相同。热结节主要见于淋巴乳头状囊腺瘤；温结节主要见于腮腺混合瘤或单纯腺瘤；冷结节主要见于良性混合瘤、唾液腺囊肿，边缘不清晰的，考虑恶性肿瘤。

（三）其他

诊断和观察唾液腺导管是否阻塞、异位唾液腺或者观察移植唾液腺的疗效等方面具有一定价值。

简述题

1. 消化道出血显像的原理及其在临床应用的价值。
2. 应用核医学显像方法鉴别诊断急性和慢性胆囊炎。
3. 应用核医学显像方法鉴别诊断新生儿肝炎和先天性胆道闭锁。

（于　鹏　陆克义）

书网融合……

本章小结

题库

第十七章　淋巴和造血器官显像

ℯ 微课

PPT

学习目标

1. 掌握　淋巴显像在探测肿瘤前哨淋巴结、下肢淋巴水肿及淋巴漏中的临床应用；骨髓显像在再生障碍性贫血中显像类型。

2. 熟悉　淋巴显像与骨髓显像原理和影像分析，以及其他临床应用。

3. 了解　淋巴显像与骨髓显像的显像剂种类和采集方式。

4. 学会淋巴显像与骨髓显像的操作方法、影像分析；具备淋巴显像与骨髓显像的临床应用能力。

案例引导

临床案例　患者，男性，68岁，无明显诱因突然出现右下肢水肿伴疼痛1个月，右侧下肢股部和左侧下肢胫前皮肤有银屑样改变。40余年前因阴茎阴囊水肿，行阴茎水肿囊壁摘除引流＋植皮术，同时因右下肢水肿于当地医院行右踝部切开引流减压术。双下肢超声：双下肢动脉、深静脉、髂动静脉未见异常。为明确病因行双下肢淋巴显像。

影像表现：于双足1~2趾间皮下注射显像剂^{99m}Tc－SC 3.7MBq（体积0.1ml）后5分钟、10分钟、60分钟采集图像，均可见局部显像剂扩散至外周皮肤，弥漫上行到腘窝，而全身显像示膝关节以上淋巴回流未见显影；左下肢踝关节以上淋巴管及软组织均未见明显显影（图17-1）。

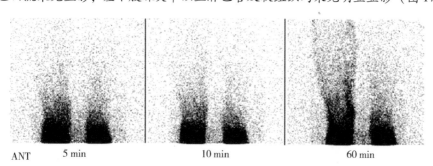

ANT　　5 min　　　　　　　　10 min　　　　　　　60 min

图17-1　双下肢淋巴影像（不同时间点前位影像）

讨论　1. 该患者的临床诊断考虑什么？

　　　　2. 诊断依据有哪些？

第一节　淋巴显像

一、原理

于皮下或组织间隙内注射放射性大分子颗粒，经毛细淋巴管吸收后，随着淋巴循环流向各级淋巴结区域，一部分继续向前引流，最后经胸导管进入体循环。显示此全过程的影像称为淋巴显像（lymph imaging）。

二、显像剂及方法

（一）显像剂

常用的淋巴系统显像剂有三类（表 17 - 1）：胶体类物质、蛋白类物质和高分子聚合物类。

表 17 - 1 常用淋巴显像剂

显像剂类型	显像剂	颗粒大小（nm）	推荐剂量（MBq）
胶体类	^{99m}Tc – 植酸钠	4 ~ 12	37 ~ 74
	^{99m}Tc – 硫胶体	100 ~ 1000	37 ~ 74
蛋白质类	^{99m}Tc – 人血清白蛋白	60000MV	74 ~ 222
高分子聚合物类	^{99m}Tc – 右旋糖酐	6 ~ 7	37 ~ 222

（二）显像方法

根据淋巴循环的生理规律，选择各部位淋巴回流的起点进行体腔、皮下、黏膜下及器官被膜下和组织间隙内注入。常用的淋巴显像注射部位、显示范围见表 17 - 2。每个注射位点的显像剂剂量为 3.7MBq，体积为 0.05 ~ 0.1ml。注射后即刻行动态显像，全身和局部显像，必要时行延迟显像和 SPECT/CT 融合显像。

表 17 - 2 淋巴显像注射部位及显示范围

注射部位	显示范围	适应证
双手拇、示指间皮下	双上肢、腋窝、锁骨下淋巴结	乳腺癌、头颈部肿瘤、上肢淋巴水肿
双足1、2趾蹼皮下	双下肢、腹股沟、髂外、髂总、腹主动脉旁淋巴结	盆腔肿瘤转移、下肢淋巴水肿
乳晕、乳房皮下	腋窝淋巴结	乳腺癌
局部皮内	该部位皮肤局部引流淋巴结	局部皮肤肿瘤、黑色素瘤

三、影像分析

（一）正常影像

正常淋巴显像表现为：淋巴影像较清晰，左右两侧基本对称；淋巴结呈圆形或卵圆形，显像剂分布均匀；淋巴链影像连贯，无断裂影像（图 17 - 2）。

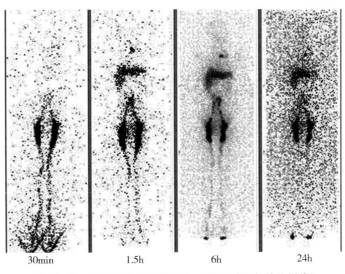

| 30min | 1.5h | 6h | 24h |

图 17 - 2 双下肢淋巴正常影像（不同时间段前位影像）

（二）异常影像

可见多种表现形式：左右两侧淋巴显影明显不对称，淋巴结不显影或明显增大；淋巴管迂曲、扩张或出现侧支，淋巴链明显中断，肝脏不显影。

四、临床应用

（一）前哨淋巴结的检查

前哨淋巴结（sentinel lymph node，SLN）是发现淋巴液最先引流到某些解剖部位相对固定的淋巴结。肿瘤区域的 SLN 定位在恶性肿瘤的临床分期、治疗方案的选择和预后预测发挥着重要的作用，如乳腺癌、恶性黑色素瘤、头颈部肿瘤等（图 17 - 3）。

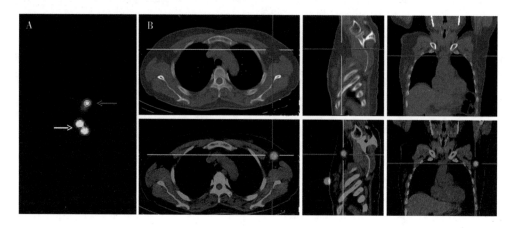

图 17 - 3 乳腺癌术前 SLN 影像（红色箭头所示左侧腋下 SLN；白色箭头所示注射点）
（A. 平面影像；B. SPECTCT 融合影像）

（二）淋巴水肿的诊断

淋巴水肿（lymphoedema）是因淋巴管发育不良所致的一种良性的淋巴疾病，以下肢淋巴水肿最为常见。淋巴显像可见局部淋巴引流缓慢甚至停滞。原发淋巴水肿者可见显像剂向表皮返流、扩散，严重者可见淋巴管或淋巴结不显影；继发淋巴水肿者可见淋巴管扩张和侧支淋巴管显影。

（三）淋巴漏诊断和定位

淋巴漏是由于淋巴循环途径遭破坏后中断，引起的乳糜样淋巴液外漏而形成。根据漏出的部位不同，形成乳糜尿、乳糜胸、乳糜腹和乳糜阴囊等（图 17 - 4）。淋巴显像可明确淋巴液漏出的部位，进而对破裂口处理和手术提供帮助。

（四）恶性肿瘤淋巴结转移的诊断

淋巴转移（lymphatic metastases）是恶性肿瘤向远处转移的主要方式。恶性肿瘤淋巴结转移的早期淋巴显像可见淋巴结肿大，显像剂分布增高或减低；后期可见淋巴结显影模糊或缺失，淋巴链中断，淋巴管阻塞及侧支淋巴通路显影。

（五）协助放疗布野位置的选择

由于淋巴显像可直接显示局部淋巴结的位置和空间分布，以及淋巴系统的引流途径，因而对于恶性肿瘤放射治疗布野的制定和实施有很大帮助，这样可以大大提高放射治疗布野的准确性和治疗效果。

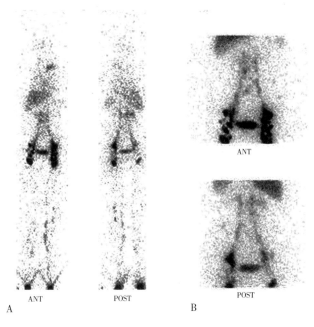

图 17-4　乳糜尿影像

⊕ 知识链接

恶性肿瘤淋巴结转移

　　淋巴系统遍布全身各处，且处于不断循环之中。从这个意义上说，似乎全身各处淋巴结都可以发生恶性肿瘤的转移，但是临床上淋巴结转移多为区域性的，一般是首先到达距肿瘤最近的、所必经的一组淋巴结（第一站），即为前哨淋巴结。然后依次往远处淋巴结扩展。但是也有例外，可循短路绕过途径中的淋巴结直接向较远一组淋巴结转移，称为跳跃式转移；还可出现逆淋巴汇流方向的转移到离心侧的淋巴结。这些转移特点增加了肿瘤淋巴结转移的复杂性，使临床上出现了有淋巴结转移癌患者，却最终无法寻找原发病灶的情况，从而影响了患者治疗和预后。

第二节　骨髓显像

一、原理

　　放射性胶体被骨髓间质中的单核 - 巨噬细胞吞噬和清除而聚集于红骨髓内，得到骨髓显像（bone marrow imaging），因骨髓内单核巨噬细胞与造血骨髓分布相一致，可间接反映红骨髓的分布情况及功能状态。

二、显像剂与方法

　　常用显像剂有^{99m}Tc - 硫胶体和^{99m}Tc - 植酸钠，剂量均为 296～555MBq（8～15mCi）。患者无须特殊准备，静脉注射显像剂后 20～30 分钟行前位和后位全身显像，必要时行局部平面和（或）断层显像。

三、影像分析

(一) 正常影像

红骨髓是人体的重要造血器官，显像剂聚集于红骨髓部位，呈均匀性分布。成年骨髓显像可见中央骨髓（颅骨，胸骨、肋骨、脊柱和骨盆等中轴骨）和外周骨髓（双侧肱骨和股骨的近端1/3部分）显影；儿童骨髓显像可见中央骨髓及外周骨髓全显影。因受肝脾高摄取显像剂影响，下段胸椎和上段腰椎骨髓显示不佳。

(二) 异常影像

通常表现在骨髓分布和活性异常两个方面。如全身广泛性显像剂分布增高或减低，局限性显像剂分布稀疏或缺损，外周骨髓内显像剂分布范围扩大及髓外异常浓聚灶等（图17-5）。

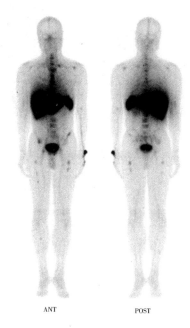

ANT   POST

图 17-5　骨髓异常影像

四、临床应用

(一) 再生障碍性贫血

再生障碍性贫血（aplastic anemia）是一种全身功能性造血衰竭综合征，主要表现为全血细胞减少、骨髓造血功能低下等。全身骨髓显像呈多样性，根据骨髓造血功能抑制程度，分为以下类型（表17-3，图17-6）。

表 17-3　再生障碍性贫血全身骨髓显像类型、影像特征和临床意义

类型	影像特征	临床意义
荒芜型	全身骨髓不显影	全身骨髓造血功能极度受抑制
抑制型	全身骨髓有显影，较正常显影差	全身骨髓造血功能受抑制
灶型	全身骨髓见灶状增高影、四肢明显扩张影	局部骨髓造血有代偿
正常	全身骨髓显影正常	预后较好

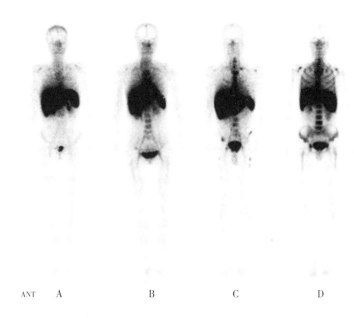

ANT   A   B   C   D

图 17-6　再生障碍性贫血骨髓影像（前位）

A. 荒芜型；B. 抑制型；C. 灶型；D. 正常

（二）选择骨髓穿刺和活体组织检查的部位

骨髓显像有助于对骨髓活性做出全面实时评价，能根据各部位骨髓活性引导选择最佳穿刺活检部位，进而提高诊断准确性（图 17-7）。

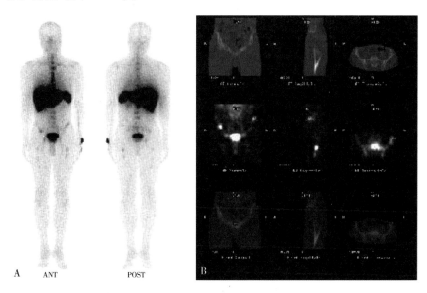

图 17-7　左侧髂骨翼骨髓异常影像

A. 全身前后位；B. SPECT/CT

（三）其他

全身骨髓显像对于白血病、贫血、真性红细胞增多症等血液系统疾病，以及骨髓栓塞、股骨头无菌性缺血坏死、骨髓炎和多发性骨髓瘤的诊断也有一定的价值。同时骨髓显像也在恶性血液疾病的治疗中，有助于骨髓活性的全面和重复的随访评价。

简述题

1. 乳腺癌患者检测前哨淋巴结的意义何在？
2. 如何选择淋巴显像的注射部位？试举例说明。
3. 骨髓显像的临床应用价值有哪些？

（武　军　陆克义）

书网融合……

本章小结

微课

题库

第十八章 ^{131}I 治疗甲状腺功能亢进症

PPT

📖 学习目标

1. 掌握 ^{131}I 治疗格雷夫斯甲亢的适应证、禁忌证。

2. 熟悉 ^{131}I 治疗格雷夫斯甲亢的原理和方法及格雷夫斯甲亢的诊断、临床评估、疗效评价及并发症的处理。

3. 了解 ^{131}I 治疗格雷夫斯甲亢的剂量确定及调整及 ^{131}I 治疗格雷夫斯甲亢的辐射安全问题。

4. 学会 ^{131}I 治疗格雷夫斯甲亢的治疗前准备和治疗实施。

→ 案例引导

　　临床案例　患者，女性，35 岁。3 个月前在内分泌科诊断为格雷夫斯甲亢，给予抗甲亢药物治疗后出现粒细胞减少、肝功能损害，且患者计划一年内怀孕。院内组织多学科（内分泌科、甲状腺外科、核医学科）会诊，讨论下一步治疗方案。

　　讨论　在目前治疗甲亢的几种方法中：内科抗甲亢药物治疗、外科手术治疗以及核医学的放射性 ^{131}I 治疗，哪种方法对于该患者最适合？为什么？

第一节　原理及治疗方案

　　甲状腺毒症（thyrotoxicosis）是由于循环血中甲状腺激素增多所致的以代谢亢进和神经、循环、消化等系统兴奋性增高为主要表现的一组临床综合征；其中由于甲状腺腺体本身功能亢进，持续合成和分泌甲状腺激素增加所致的甲状腺毒症称为甲状腺功能亢进症（hyperthyroidism），简称甲亢。在引起甲亢的病因中，又以毒性弥漫性甲状腺肿（Graves hyperthyroidism，GH，通常称为格雷夫斯甲亢）最为常见，占所有甲亢的 80% 左右。根据中国人群碘营养状况与甲状腺疾病患病率调查，成年人的临床甲亢患病率为 0.78%，亚临床甲亢患病率为 0.44%，其中 GH 的患病率为 0.53%，GH 每年的发病率为 20/10 万 ~30/10 万。

　　GH 是一种器官特异性自身免疫性疾病，特征性自身抗体 TSH 受体抗体（TSH receptor antibody，TRAb）通过激活 TSH 受体，促进甲状腺合成和分泌过多的甲状腺激素，导致 GH。特征性自身抗体 TRAb 不仅是诊断 GH 的必要病因依据，也是指导临床治疗方案制定的重要指标。除了病因依据外，GH 诊断中，还包括甲状腺功能亢进的依据：①甲状腺毒症所致的高代谢症候群，如体重下降、怕热多汗以及心悸、手抖、心房颤动等；②血清甲状腺激素浓度升高，TSH 浓度降低；③甲状腺碘代谢率增高或核素显像提示甲状腺摄取功能增强。目前 GH 常用的治疗方法包括内科抗甲状腺药物（antithyroid drugs，ATD）治疗、外科手术治疗和放射性核素内照射治疗（^{131}I 治疗），都是有效的治疗手段，但各有利弊（表 18 - 1）。

表 18 - 1　三种临床治疗甲亢方法的优缺点比较

方法	优点	缺点
131I 治疗	控制症状快，一次治愈率高，复发率低	破坏性治疗
	ATD 治疗的潜在不良反应	可能发生甲状腺功能减退症
	无手术风险	可能加重格雷夫斯眼病
ATD	非甲状腺破坏性治疗	疗程长
	药源性甲状腺功能减退症可逆	复发率较高
	无手术风险和辐射暴露	药物不良反应
手术	控制症状迅速	破坏性治疗
	无辐射暴露	可能发生甲状腺功能减退症
	无 ATD 治疗的潜在不良反应	潜在手术风险

一、原理

^{131}I 能被甲状腺滤泡细胞通过钠/碘转运体（NIS）摄取用来合成甲状腺激素，因而^{131}I 大量聚集在甲状腺部位，^{131}I 衰变后释放出具有较强电离能力的 β 射线，这种 β 射线能使部分甲状腺滤泡细胞变性、坏死，血管闭塞，进而使甲状腺激素合成分泌减少，从而达到治疗甲亢的目的，如同给甲状腺做了一次"不流血的手术"。

二、治疗方案

（一）适应证和禁忌证

1. 适应证　^{131}I 治疗是成人 GH 患者的一线治疗方案，以下情形尤其适用。

（1）抗甲状腺药物疗效差或多次复发者。

（2）对抗甲状腺药物过敏或出现其他不良反应者。

（3）有手术禁忌证或手术风险高。

（4）有颈部手术或外照射史。

（5）病程较长。

（6）老年患者。

（7）合并肝功能损害者。

（8）合并白细胞或血小板减少者。

（9）合并心脏病患者。

2. 禁忌证

（1）妊娠期患者。

（2）合并或怀疑甲状腺癌患者。

（3）育龄期女性患者^{131}I 治疗前应注意排除妊娠。

（二）治疗前准备

1. 临床评估　必须包括全面的病史采集、详细的体格检查和实验室检查，如血尿常规、肝肾功能，甲状腺功能（FT_3，FT_4，T_3，T_4，TSH，TGAb，TPOAb，TRAb）；^{131}I 代谢率测定、心电图及甲状腺超声及甲状腺显像。当最大^{131}I 吸代谢率测定大于 30% 时方可进行^{131}I 治疗。甲状腺超声及甲状腺显像主要了解甲状腺重量。

2. 治疗方法的选择 在选择治疗方法时，应综合考虑患者病情（如甲状腺体积大小、病情轻重、病程长短、有无并发症等）、精神及心理状况、妊娠或哺乳状态及生育计划、治疗费用及可利用的医疗资源等多种生物－心理－社会因素，与患者进行充分沟通交流，本着让患者最大获益的原则，权衡利弊后做出治疗决策。在让患者了解各种治疗方法利弊的前提下，向其推荐合适的治疗方案并尊重患者的选择。如患者选择接受 ^{131}I 治疗，须在治疗前按相关规定签署知情同意书。同时，还应对患者进行必要的放射性治疗安全（辐射安全）指导。

3. 其他方面的准备

（1）治疗前低碘饮食及停服影响甲状腺摄取 ^{131}I 的药物 指导患者在治疗前低碘饮食 1～2 周以上；避免应用含碘造影剂和有关药物（如胺碘酮、抗甲状腺药物等）。

（2）治疗前对严重基础疾病的处理 如患者伴发严重基础疾病如心房颤动、心力衰竭或肺性高血压、肾功能衰竭、肝功能衰竭、粒细胞缺乏症、感染、外伤、控制较差的糖尿病以及脑血管病等，应在 ^{131}I 治疗前，对基础疾病给予规范而充分的治疗，以期使其病情相对稳定。

（3）辅助治疗 对于具有甲亢症状的格雷夫斯甲亢患者，如无用药禁忌，均宜在 ^{131}I 治疗前使用 β 受体阻断剂以适当控制甲状腺毒症。

（4）对老年及重症患者 可在 ^{131}I 治疗前应用 ATD 预治疗，首选甲巯咪唑，在拟予 ^{131}I 治疗前 3 天停用。

（5）对育龄女性 ^{131}I 治疗前应行妊娠试验排除受孕。

（三）^{131}I 治疗的实施

1. 确定治疗剂量 临床可用计算剂量法或个体化剂量方案、半固定剂量法、固定剂量法确定治疗剂量。计算剂量法主要依据每个患者的甲状腺质量和碘代谢率估算治疗剂量，是目前较多采用的方案，最常用的剂量计算公式如下：

$$剂量（Bq 或 \mu Ci）= \frac{计划量（Bq 或 \mu Ci/g 甲状腺组织）\times 甲状腺重量（g）}{甲状腺最高（或 24 小时）摄 ^{131}I 率}$$

2. 治疗剂量调整

（1）应该根据患者具体情况，包括甲状腺的大小质地、^{131}I 有效半衰期、病程长短、既往治疗情况以及患者的全身情况等，对剂量进行适当调整以确定合适的个体化治疗剂量。

（2）对于甲状腺质量大、质地硬、有效半衰期较短、既往治疗疗效差、年龄大、病程长以及有甲亢性心脏病、甲亢性肌病等严重合并症者，应该适当增加剂量；反之，应考虑减少剂量。

3. 服药方法

（1）目前多采用单次法口服给药。治疗前禁食 2 小时以上，治疗后适量饮水，2 小时后方可进食。

（2）如甲状腺较大，剂量大于 555MBq（15mCi）或并发症明显者可分次给药。

4. 注意事项

（1）嘱患者避免揉压甲状腺，注意休息，防止感染，避免劳累与精神刺激。

（2）可出现一过性甲亢症状加重等问题。

（3）建议治疗后 1～3 个月复查，密切随诊。

（4）服药后 2 周内避免与婴幼儿及孕妇密切接触。

（5）治疗后半年内应避孕。

第二节 ^{131}I 治疗甲亢的疗效评价与随访

GH 患者 ^{131}I 治疗后达到非甲亢状态，包括甲状腺功能恢复正常和发生甲状腺功能减退症，简称甲减，均视为治疗成功。大多数甲亢患者服^{131}I后2～3周开始显效，3～6个月后甲亢症状、体征明显改善或消失（图18-1，图18-2）。一次治疗的成功率可达90%以上，治愈率为50%～80%，复发率仅为1%～4%。一般一次治疗剂量的^{131}I对甲状腺的作用时间仍然可持续30～60天，甚至更长，若第一次^{131}I治疗后无效、好转、未痊愈或有疗效但又复发，可进行第二次^{131}I治疗，但需间隔6个月以上。

治疗剂量越大，一次性缓解率越高，但早期甲减发生率也随之增高。晚发甲减以每年2%～3%的比例增长。

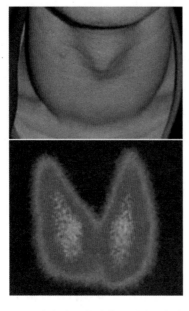

图18-1　治疗前甲状腺体积增大，摄锝增高

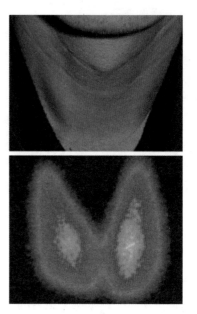

图18-2　治疗后甲状腺显像体积缩小，摄锝减低

（一）疗效评价指标

1. 有效

（1）完全缓解或临床痊愈　随访半年以上，甲亢症状和体征完全消失，血清甲状腺激素水平恢复正常。

（2）部分缓解　甲亢症状减轻，体征部分消失，血清甲状腺激素水平明显降低，但未恢复正常。

（3）甲减　出现甲减症状和体征，血清甲状腺激素水平低于正常，TSH升高。

2. 无效　症状和体征均无改善或加重，血清甲状腺激素水平未见明显降低。

3. 复发　完全缓解后，再次发生甲亢。

^{131}I治疗后甲减的发生属于治疗后转归。甲减和完全缓解（"非甲亢状态"）均视为治疗成功。

（二）^{131}I后随访

1. 随访时间　通常情况下，轻中度患者应在治疗后1～3个月内初次复诊以初步评价疗效；若病情较重或发生较大变化，则应视情况密切观察。治疗6个月后应常规复诊，如临床治愈可每年随访复查至少1次。

2. 随访内容　包括患者的症状与体征、甲状腺激素血清学检查以及甲减的发生与控制情况等。

案例引导

临床案例 患者，女性，32 岁。多食、多汗、易怒 1 年，劳累后心慌、气短 2 个。1 年前与家人生气后，感心慌，易饥，食量由原来的 5 两/日增至 1 斤/日，同时怕热多汗，易怒、失眠；逐渐发现双眼突出，梳头困难，蹲下起立时困难，查 T_3 15.63nmol/L，T_4 283.58nmol/L，TSH 0.015mIU/L，给予口服他巴唑 30mg/d，分三次口服，1 个月后病情好转，半年前自行停药，2 个月前再次出现多汗，多食，劳累后心慌、气短明显，夜间有时憋醒。病后大便每日两次，成形，体重减轻 8kg。既往体健，无药物过敏史，月经初潮 14 岁，4~6 天/30 天，近一年闭经，家中无类似患者。查体：T 37℃，P 110 次/分钟，R 26 次/分，BP 110/60mmHg，发育正常，消瘦，自动体位，皮肤潮湿，浅表淋巴结不大，双侧眼球突出，闭合障碍，唇无紫绀，甲状腺Ⅱ度肿大，质软，无结节，双侧甲状腺上极可及震颤，可闻血管杂音，无颈静脉怒张，双肺正常，心界稍向左扩大，心率 150 次/分，律不齐，心尖部可闻及 2/6 级收缩期杂音，腹软，无压痛，肝脾肋下未及，无移动性浊音，肠鸣音正常，双下肢无水肿，双膝、跟腱反射亢进，双 Babinski 征（-）。

讨论 1. 该患者的诊断是什么？诊断依据？怎样进行鉴别诊断？

2. 该患者还需进一步选用何种检查方法？为什么？

3. 该患者在治疗上宜选用何种治疗方法？为什么？

知识链接

甲状腺功能减退症

甲状腺功能减退症是由于甲状腺激素的合成、分泌或生物效应不足而引起的一种综合征。其特征是机体代谢率降低，严重者可形成黏液性水肿。依病因和年龄不同分为克汀病（在胎儿期或新生儿期内发病，伴智力和体格发育障碍），成人型甲减（以黏液性水肿为主要特征），幼年型甲减（介于克汀病和成年型甲减之间）。根据发病部位不同分为：原发性甲减、垂体性甲减、下丘脑性甲减及甲状腺素受体抵抗。其中原发性甲减占 90%~95%。经 ¹³¹I 治疗后的甲亢患者可能发生继发性甲减，根据发生甲减的时间不同分为早发性甲减和晚发性甲减，前者发生于 ¹³¹I 治疗后 1 年内，与 ¹³¹I 治疗剂量及甲状腺的辐射敏感性有关，后者发生于 ¹³¹I 治疗 1 年后，机制尚不清楚，与 ¹³¹I 治疗剂量无明显直接关系。

简述题

1. 简述 ¹³¹I 治疗格雷夫斯甲亢的原理。

2. 简述 ¹³¹I 治疗甲亢的适应证及禁忌证。

3. 简述 ¹³¹I 治疗甲亢的治疗前准备及治疗后随访内容。

（潘卫民）

书网融合……

本章小结

题库

第十九章 ^{131}I 治疗分化型甲状腺癌

PPT

📖 学习目标

1. **掌握** ^{131}I 治疗分化型甲状腺癌的原理、适应证及禁忌证。
2. **熟悉** ^{131}I 治疗分化型甲状腺癌的临床意义和治疗目的。
3. **了解** ^{131}I 治疗分化型甲状腺癌的动态风险评估。
4. **学会** ^{131}I 治疗分化型甲状腺癌的治疗前准备、治疗实施和核素病房管理。

➡ 案例引导

　　临床案例　患者，女性，45 岁，双侧甲状腺乳头状癌全切并颈淋巴结清扫术后 1 个月，病理结果示：左侧甲状腺乳头状癌，侵及带状肌，双侧中央区及左侧颈部淋巴结可见转移。现患者切口愈合良好，一般情况可。

　　讨论　1. 患者下一步选择何种治疗？

　　　　　2. 患者在接受该治疗前需要进行哪些准备？治疗后随诊的时间及内容？

第一节　原理及治疗方案

　　甲状腺癌发病率在全球范围内逐年增高，约 95% 甲状腺癌起源于甲状腺滤泡细胞。甲状腺癌常见病理类型有甲状腺乳头状癌（papillary thyroid carcinoma，PTC）、甲状腺滤泡性癌、甲状腺髓样癌、甲状腺低分化癌以及甲状腺未分化癌。其中甲状腺乳头状癌与甲状腺滤泡性癌分化程度较高，属于分化型甲状腺癌（differentiated thyroid carcinoma，DTC），占所有甲状腺癌的 90% 以上。^{131}I 治疗是 DTC 术后综合治疗的主要措施之一，对 DTC 术后患者进行 ^{131}I 治疗有利于长期随访监测及早期发现病灶，有利于术后的再分期，对于指导后续临床治疗决策有重要价值。^{131}I 治疗可以清除隐匿的、潜在的 DTC 病灶，也可以用于已知存在的而无法手术切除的局部或远处 DTC 转移灶。

一、原理

　　分化型甲状腺癌患者术后残留甲状腺组织和分化较好的甲状腺癌残留病灶、复发灶和转移灶，其甲状腺滤泡细胞基底膜上存在钠/碘同向转运体（sodium/iodide symporter，NIS），具有摄取碘、合成甲状腺激素的功能。在给予患者 ^{131}I 治疗之后，^{131}I 大量聚集在残留甲状腺组织或 DTC 病灶并发射 β 射线，从而有效破坏残留甲状腺组织和 DTC 病灶，达到治疗目的。

　　临床工作中，DTC 患者 ^{131}I 治疗根据目的分为三个层次。清甲治疗目的是去除术后残留的甲状腺组织，对于甲状腺床区摄碘率 >0.1%，甲状腺显像示甲状腺组织残留即可予以清甲治疗。辅助治疗是近年来引入临床的一个新概念，旨在通过 ^{131}I 清除手术后影像学无法证实的可能存在的转移或残留病灶。清灶治疗是采用 ^{131}I 治疗手术后已知存在的无法手术切除的局部或远处 DTC 转移灶。

二、治疗方案

（一）适应证与禁忌证

1. 适应证 根据术中情况、病理结果、危险度分层结果综合评估，并结合患者本人意愿，确定是否行 ^{131}I 治疗。

（1）^{131}I 清甲治疗适应证 复发风险为中危的患者；便于长期随访及肿瘤复发监测，且本人有意愿的低危患者；甲状腺大部切除术后，术后评估有补充全切的临床需求，不愿或不宜再次手术的患者。

（2）^{131}I 辅助治疗适应证 术后无确切残留或转移灶，但怀疑可能存在局部或远处转移、复发的患者，尤其对于疾病复发风险较高的患者；高血清甲状腺球蛋白（thyroglobulin，Tg）水平但影像学为阴性或临床可疑肿瘤残留的患者。

（3）^{131}I 清灶治疗适应证 具有摄碘功能的 DTC 术后远处转移性病灶患者；局部复发或持续性病灶及局部转移性病灶患者。对于单发远处转移灶、单发局部复发或持续性病灶及转移性病灶，应根据情况考虑能否进行再次手术或局部治疗等。

2. 禁忌证

（1）妊娠期和哺乳期妇女。

（2）计划 6 个月内妊娠者。

（3）手术切口未完全愈合者。

（二）治疗前准备

1. 临床评估 患者接受 ^{131}I 治疗前需进行个体化评估，以保证患者获得最大受益。常规临床评估内容包括：血清甲状腺激素、促甲状腺激素（thyroid stimulating hormone，TSH）、Tg、抗甲状腺球蛋白抗体（anti-thyroglobulin antibodies，TGAb）、甲状腺床摄 ^{131}I 率和 ^{99m}TcO$_4^-$ 甲状腺显像，其他常规检查如血/尿常规、肝/肾功能、电解质、甲状旁腺激素、胸部 X 线片、心电图、育龄期妇女血清人绒毛膜促性腺激素（human chorionic gonadotropin，HCG）等。必要时加做心肌酶谱、颈部超声、胸部 CT、MRI、^{131}I 全身显像以及 ^{18}F-FDG PET/CT。充分评估检查结果，经医患沟通、患者教育及签署知情同意书后可行 ^{131}I 治疗。

2. 其他准备

（1）残留甲状腺较多者，应再次手术切除。

（2）低碘饮食，停用含碘药物，保持低碘状态（<50μg/天）2~4 周，治疗前 4~8 周避免行含碘增强造影剂的应用。

（3）通过升高内源性 TSH（停用左旋甲状腺激素 2~4 周）或肌内注射重组人促甲状腺素（recombinant human thyrotropin，rhTSH），使其提高至 30mU/L 以上。

（4）术后 4~6 周创面愈合后即可行 ^{131}I 治疗。

（三）^{131}I 治疗的实施

1. 剂量范围 常规 ^{131}I 一次性口服给药。

（1）清甲治疗 ^{131}I 剂量范围为 1.11~3.70GBq（30~100mCi）。

（2）辅助治疗 推荐 ^{131}I 剂量为 3.70~5.55GBq（100~150mCi）。

（3）清灶治疗 根据转移灶的部位不同而给予不同的 ^{131}I 剂量。颈部淋巴结转移灶常规剂量为 3.70~5.55GBq（100~150mCi）；肺转移灶治疗剂量为 5.55~7.40GBq（150~200mCi）；骨转移灶治疗剂量为 5.55~7.40GBq（150~200mCi）；脑转移预后很差，首先考虑外科手术治疗或外放疗，[131]I 治疗作为手术或放射治疗后的辅助治疗措施，脑转移灶治疗每次剂量一般为 3.70~7.40GBq（100~200mCi），在给予[131]I 治疗时应同时给予糖皮质激素治疗，并密切观察病情的变化。70 岁以上的 DTC 患者，[131]I 治疗应注意评估其器官最大耐受剂量，一般不宜超过 5.55GBq（150mCi）。因病情需要，拟给予 5.55GBq（150mCi）以上治疗剂量时，需进行综合评估。儿童及青少年 DTC 患者[131]I 治疗的基本原则与成年人相同，剂量应根据患儿体质量及体表面积适度调整。

2. 辅助措施与用药　服[131]I 前、后 2 小时禁食；经充分评估后，必要时服[131]I 前后可给予小剂量糖皮质激素，可减轻放射性炎症所致局部水肿，尤其是喉头水肿；服[131]I 后，宜多饮水，可给予适当促排泄药物，及时排空大小便，减少膀胱及胃肠道的照射，同时含服维生素 C 等以促进唾液分泌，减轻唾液腺的辐射损伤。

3. 甲状腺激素替代抑制治疗　通常[131]I 治疗后 24~72 小时开始口服左旋甲状腺激素替代治疗，4~6 周后复查血清甲状腺激素。根据激素水平调整左旋甲状腺激素用量。

4.[131]I 治疗后全身显像　[131]I 治疗后 2~10 天可行全身显像，在检测摄碘功能转移灶方面具有优势，使临床分期更为准确，为随访和后续治疗方案的制定提供依据。

5. 治疗反应及处理　[131]I 治疗后，早期可能出现疼痛性或无痛性颈部肿胀，甚至影响呼吸，或恶心、呕吐等消化道症状，部分患者可能并发唾液腺肿痛，可进行对症处理。[131]I 治疗后，骨髓抑制多为轻度、一过性，可予以口服药物升白细胞等相关处理。

（四）患者管理

1. 患者入院管理

（1）核素治疗病房　患者接受[131]I 治疗需要入住具备合格辐射防护措施和医疗安全的核素治疗病房，应在患者体内的放射性活度降至规定水平后才能出院。

（2）健康心理教育　治疗前需向患者和家属充分告知[131]I 治疗和核素治疗病房的特殊性，宣教必要的辐射安全知识，确认患者能充分理解和严格遵守有关隔离要求。需要重视患者的心理护理，给予更多的人文关怀，减轻患者心理负担。

（3）辐射安全管理　按照相关法规要求，核素治疗病房应配备防护设施，设置专用大小便排放下水管和污物处理装置，建议设置医护查房对讲与监控系统。

2. 患者出院管理　接受[131]I 治疗的 DTC 患者，当体内[131]I 活度小于 400MBq（约 11mCi）方可出院。出院后 1~2 周不应到公共场所活动，避免与孕妇、儿童长时间近距离接触。

第二节　[131]I 治疗分化型甲状腺癌疗效评价及动态风险评估

一、疗效评价

（一）评价体系

DTC 患者接受[131]I 治疗后 1~3 个月常规随诊，依据血清学及影像学评估结果决策后续治疗及随访频率。血清学疗效反应评估包括[131]I 治疗前后甲状腺激素、Tg、TgAb 的变化及其趋势，结构性病灶的影像学疗效反应评估包括[131]I 全身显像、颈部超声、CT 或 MRI、全身骨显像、PET/CT 等（图 19-1，图 19-2）。

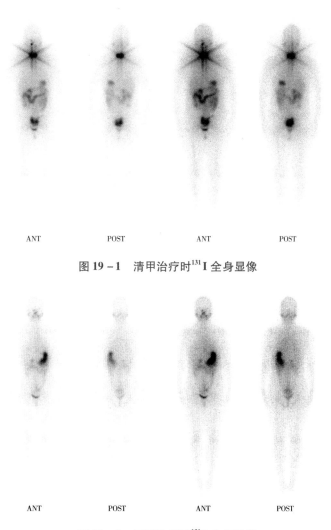

ANT　　　　POST　　　　ANT　　　　POST

图 19 - 1　清甲治疗时¹³¹I 全身显像

ANT　　　　POST　　　　ANT　　　　POST

图 19 - 2　清甲治疗后¹³¹I 全身显像

（二）重复治疗

首次¹³¹I 清甲治疗后仍有残留功能性甲状腺组织，并影响 Tg/TgAb 的监测及疗效反应的评估，可进行再次清甲治疗，必要时加大剂量。¹³¹I 再次清甲治疗或清灶治疗应在首次¹³¹I 清甲治疗后至少 3 个月后进行，再次清灶治疗间隔时间一般为 6 ~ 12 个月。治疗剂量及疗程需进行个体化评估（图 19 - 3，图 19 - 4）。

二、动态风险评估

（一）动态随访

DTC 患者均应进行术后 TNM 分期、复发危险度分层及治疗反应评估，有助于预测患者预后，指导个体化的治疗和管理方案。治疗反应评估根据血清学疗效反应和影像学疗效反应进行不同时间点的动态评估，以判断临床预后及决定后续治疗方案。

TSH 抑制治疗是 DTC 术后管理的重要环节之一，应结合患者的初始复发风险、TSH 抑制治疗不良反应风险和治疗反应分层设定 TSH 抑制治疗目标。

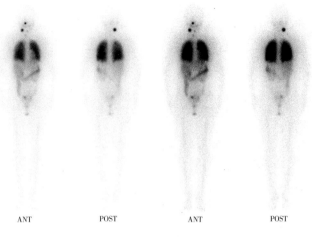

ANT   POST   ANT   POST

图 19 - 3　首次清灶治疗时[131]I 全身显像

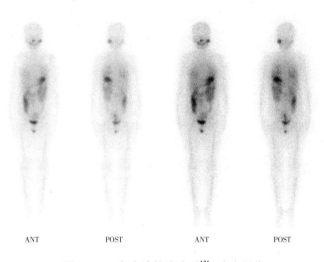

ANT   POST   ANT   POST

图 19 - 4　多次清灶治疗后[131]I 全身显像

(二) RAIR - DTC 的诊治

放射性碘难治性分化型甲状腺癌 (radioiodine refractory differentiated thyroid cancer, RAIR - DTC) 患者的生存期较摄碘良好的 DTC 患者显著缩短, 平均生存期仅为 3 ~ 5 年, 10 年生存率约为 10%。以下情况可考虑界定为 RAIR - DTC: ①转移灶在首次[131]I 治疗后全身显像中表现不摄碘; ②原本摄碘的功能性转移灶逐渐丧失摄碘能力; ③部分转移灶摄碘、部分转移灶不摄碘, 且可被[18]F - FDG PET/CT、CT 或 MRI 等其他影像学手段显示; ④摄碘转移灶在多次[131]I 治疗后虽然保持摄碘能力但仍在 1 年内出现病情进展, 包括病灶逐渐增长、出现新发病灶、Tg 持续上升等。临床诊断为 RAIR - DTC 的患者, 可考虑终止[131]I 治疗。根据患者病情制定适宜的个体化后续处置方案, 多学科诊治对改善患者预后具有重要意义。

知识链接

分化型甲状腺癌（DTC）复发危险度分层

根据我国《^{131}I 治疗分化型甲状腺癌指南（2021 版）》，DTC 复发危险度分层如下。

1. 低危组 PTC 符合以下全部条件者：①无局部或远处转移；②所有肉眼可见的肿瘤均被彻底清除；③无肿瘤侵及腺外组织；④原发灶非侵袭性病理亚型（如高细胞型、鞋钉型或柱状细胞型等）；⑤如果给予放射性碘（RAI）治疗，治疗后显像无甲状腺外碘摄取；⑥无血管侵袭；⑦cN0 或≤5 个微小转移淋巴结（＜2mm）pN1。滤泡型（FV）－PTC：腺内型、包裹性 FV－PTC。甲状腺滤泡性癌：腺内型、分化良好的侵及包膜的甲状腺滤泡性癌，无或仅有少量（＜4处）血管侵袭。甲状腺微小乳头状癌：腺内型、单灶或多灶，无论 BRAF 是否突变。

2. 中危组（所有 DTC） 符合以下任何条件之一者：①原发灶向甲状腺外微小侵袭；②首次 RAI 治疗后显像提示颈部摄碘灶；③侵袭性病理亚型；④伴血管侵袭的 PTC；⑤cN1 或 >5 个微小转移淋巴结（最大径均＜3cm）pN1；⑥伴有腺外侵袭和 BRAF^{V600E} 突变（如果检测 BRAF）的多灶性甲状腺微小乳头状癌。

3. 高危组（所有 DTC） 符合以下任何条件之一者：①原发灶向甲状腺外肉眼侵袭；②原发灶未能完整切除；③有远处转移；④术后血清 Tg 提示有远处转移；⑤pN1 中任何一个转移淋巴结最大径≥3cm；⑥伴广泛血管侵袭（＞4 处）的甲状腺滤泡性癌。

简述题

1. ^{131}I 治疗分化型甲状腺癌的原理及适应证是什么？
2. 分析 ^{131}I 治疗分化型甲状腺癌的临床意义。

（楼　岑）

书网融合……

本章小结　　　　　微课　　　　　题库

第二十章　恶性肿瘤骨转移的放射性核素治疗 @微课

学习目标

1. **掌握**　放射性核素治疗恶性肿瘤骨转移的适应证和禁忌证。
2. **熟悉**　放射性核素治疗恶性肿瘤骨转移的方法和疗效评估。
3. **了解**　恶性肿瘤骨转移的综合治疗。
4. 学会恶性肿瘤骨转移的综合治疗过程评估。

第一节　恶性肿瘤骨转移概述

骨骼是恶性肿瘤晚期病变常见的转移器官，常见于前列腺癌、乳腺癌、肺癌等恶性肿瘤患者，可表现为成骨性、溶骨性或混合性骨转移病变，以脊柱、骨盆和长骨干骺端是其好发部位。其中，70%以上的骨转移患者发病初期已有骨痛症状，随病情发展可加剧骨痛；同时，恶性肿瘤骨转移可引发病理性骨折、脊髓及脊神经压迫、活动障碍和高钙血症等，严重影响着患者的生存质量。临床上，恶性肿瘤骨转移常见的治疗方法有：骨外科手术、外照射放射治疗、化学药物治疗、膦酸盐药物治疗、放射性核素内照射治疗等。

⇒ 案例引导

临床案例　患者，男性，70岁。2年前因前列腺癌行根治性前列腺切除手术，术前检查未见骨及其他器官转移。3个月前出现腰背部酸痛，自认为腰肌劳损，在当地诊所进行按摩治疗十余天，腰背部疼痛未见减轻。近半个月来疼痛加重，影响睡眠，食欲减退，服用止痛药（具体不详）疼痛能轻度缓解。门诊查血常规、肝功能正常。PSA 126μg/L（正常参考值<4.0μg/L）。为进一步诊治来医院就诊。全身骨显像示：多个胸腰椎椎体、肋骨、骨盆、双侧股骨、双侧肩关节等多处放射性浓聚（图20-1）。胸腰椎MR亦见多个胸腰椎椎体异常信号，未见脊髓明显受压。

讨论　1. 患者诊断？
　　　2. 可使用何种治疗方法治疗骨转移？

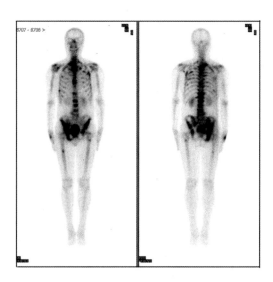

图20-1　全身多发骨转移

第二节　恶性肿瘤骨转移的核素治疗

一、原理

恶性肿瘤骨转移由于骨质破坏，成骨细胞的修复作用活跃，因而能更多地摄取具有亲骨性的放射性药物，后者衰变产生的射线对肿瘤细胞进行辐射杀伤，从而达到缓解骨痛、破坏肿瘤和提高生活质量的作用。目前对骨痛的缓解机制尚不十分清楚，可能与下列因素有关：①辐射作用使肿瘤缩小，减轻了受累骨膜的压力；②辐射生物效应改变了神经末梢去极化的速度，影响疼痛在轴索的传导；③抑制了缓激肽和前列腺素等致痛化学物质的产生。

二、常用的放射性核素

用于恶性肿瘤骨转移治疗的放射性药物应具有：适宜的有效半衰期、有效地浓聚于病灶。目前，国内常用的放射性药物有：氯化锶（$^{89}SrCl_2$）、镓、钐－乙二胺四甲撑膦酸（$^{153}Sm-EDTMP$）、铼－1－羟基亚乙基二膦酸（$^{186}Re-HEDP$）及$^{188}Re-HEDP$等（表20－1），以$^{89}SrCl_2$和$^{153}Sm-EDTMP$最常用；而^{223}Ra放射α射线，能量为5.8MeV，现主要应用于前列腺癌骨转移。NCCN指南已将氯化镭［^{223}Ra］纳入治疗伴有症状性骨转移前列腺癌患者的Ⅰ类推荐药物。欧洲泌尿外科学会指南已将其列为转移性去势抵抗前列腺癌的一线治疗药物之一（Ⅰ级推荐）。

表 20－1　恶性肿瘤骨转移的常用治疗放射性药物

	半衰期	β能量（MeV）	γ能量（KeV）	α能量（MeV）	常用剂量
$^{89}SrCl_2$	50.5 天	1.5	—	—	1.48～2.22MBq/kg 或 111～185MBq
$^{153}Sm-EDTMP$	1.9 天	0.8	103	—	18.5～37MBq/kg 或 1110～2220MBq
$^{186}Re-HEDP$	3.8 天	101	137	—	1295MBq
$^{188}Re-HEDP$	17 小时	2.12	155	—	14.8～22.2MBq/kg
^{223}Ra	11.4 天	—	—	5.8	50KBq/kg

三、适应证和禁忌证

1. 适应证

（1）转移性骨肿瘤伴有骨痛患者。

（2）$^{99m}Tc-MDP$ 骨显像示骨转移病灶异常放射性摄取。

（3）治疗前1周内白细胞不低于 $3.5\times10^9/L$，血小板不低于 $80\times10^9/L$。

2. 禁忌证

（1）6周内进行过细胞毒素治疗的患者。

（2）放化疗后出现严重骨髓功能障碍者。

（3）骨显像仅见溶骨性冷区。

（4）严重肝肾功能损害者。

（5）妊娠期和哺乳期妇女。

（6）脊柱骨质破坏伴病理性骨折和（或）截瘫的患者。

四、治疗方法

患者准备：测量患者身高和体重，行全身骨显像、X 线片、CT 及 MR 等相关影像学检查，病理学检查，以及血常规和肝肾功能等实验室检查。治疗前需患者或家属签署书面的治疗知情同意书，明确告知治疗方法、治疗特点、注意事项及不良反应等。给药前要核查药物是否合格：核对记录药名、剂量、体积、生产日期及批号等；核对和记录患者信息：姓名、性别、年龄、病种及相关临床症状等。采用缓慢静脉推注。

五、用药后反应

大多数患者接受治疗后无明显不适，偶有恶心、呕吐、腹泻、皮疹及发热等症状，只需对症处理即可。少数患者在治疗后 2~3 天会出现一过性骨痛加剧（"闪烁现象"或反跳痛），持续 2~5 天后缓解，出现这种现象往往预示着治疗效果较佳。部分患者在治疗 4~6 周后可出现暂时性骨髓抑制，表现为白细胞和（或）血小板计数下降，一般对症治疗后可恢复或自行恢复，出现严重不可逆性骨髓抑制的情况极少见。

六、治疗后监测

1. 骨痛的监测评价 观察和记录治疗后骨痛消失、开始缓解和持续时间，以及复发时间和症状。具体疼痛评价分级：Ⅰ级为所有部位的骨痛完全消失；Ⅱ级为 25% 以上部位的骨痛消失或明显减轻，必要时服用少量的止痛药物；Ⅲ级为骨痛无明显减轻或无任何改善。

2. 观察和记录 患者食欲、睡眠和生活质量，并与治疗前比较。

3. 复查 治疗后 1 个月内每周复查血常规 1 次，2~3 个月每 2 周一次，以后每月 1 次，注意白细胞、血小板计数的变化并记录，并和治疗前比较，必要时给予对症治疗。

4. 影像学评价 X 线片检查或全身骨显像 3~6 个月复查 1 次（图 20-2）。具体评价标准：①显效：X 线检查或全身骨显像证实所有部位的转移灶出现钙化或消失；②有效：X 线检查转移灶上下径和横径乘积减少 50% 或钙化大于 50%，或骨显像显示转移灶数目减少 50%；③好转：X 线检查转移灶两径乘积减少 25% 或钙化大于 25%，或骨显像显示转移灶数目减少 25% 以上；④无效：X 线检查转移灶两径乘积减少或钙化小于 25%，或无变化，或骨显像显示转移灶数目减少不到 25%，或无变化。

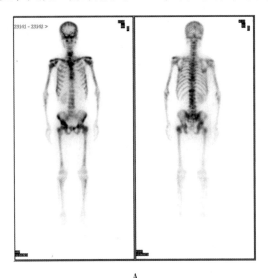
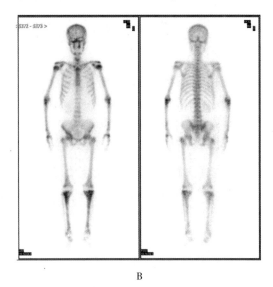

A   B

图 20-2 前列腺癌 $^{89}SrCl_2$ 治疗前后影像

A. 治疗前；B. 治疗后

七、临床疗效

多数患者注射^{89}SrCl$_2$后2～14天出现疼痛缓解，1～2.5个月止痛作用达到高峰，骨痛缓解的持续时间为3～12个月（平均6个月）。治疗后少数患者可出现轻度一过性血象变化，表现为治疗后约4周时，20%～30%的患者白细胞和血小板的轻度减少，下降幅度一般小于治疗前基础值的20%，一般2～3个月恢复，建议治疗后定期监测血常规变化，直至恢复正常。

与^{89}SrCl$_2$比较，^{153}Sm－EDTMP缓解疼痛快而明显，止痛效果出现时间为（7.9±6.8）天，疼痛缓解的维持时间为1～11个月（平均2.6～3.0个月）。治疗后大约有不足10%的患者白细胞和血小板可呈一过性降低，一般3～4周降至最低，8周后恢复至正常水平。

与β射线类核素放射治疗药物相比，α射线类的氯化镭（^{223}Ra）对肿瘤具有更高的杀伤精准度，且穿透力弱，对周围组织尤其是骨髓的影响小，在提高治疗效果的同时保证了安全性。其显著改善总生存时间，并推迟骨相关不良事件出现时间，最常见的药物相关不良反应包括骨髓抑制和消化道不良反应。

八、重复治疗

以下均可以进行重复治疗：骨痛未完全消失或复发；骨痛明显缓解，为达到消退病灶的目的。^{89}SrCl$_2$的两次治疗间隔应在3个月以上，^{153}Sm－EDTMP的两次治疗间隔可在2～4周，对于首次治疗有效者，多次重复治疗效果较好。^{223}Ra治疗时间间隔为4周，可达5～6次，研究表明不能完成5～6次注射治疗的患者，其中位总生存时间短于能完成5～6次注射的患者（6个月与16个月对比）。

第三节　恶性肿瘤骨转移的综合治疗

恶性肿瘤骨转移病灶外科手术主要是对于预期生存时间较长、病灶较为局限、骨痛明显其他治疗效果不佳的患者行手术清除。长骨恶性肿瘤骨转移的手术有截肢术、瘤段骨切除术或肿瘤刮除术加骨缺损重建术、关节置换术等。经皮椎体成形术可用于治疗椎体转移瘤所致椎体不稳和疼痛。脊柱转移瘤压迫脊髓和马尾神经受压，可以行前路椎管减压术、骨水泥重建骨缺损及钢板内固定术等。外照射放射治疗是恶性肿瘤局部骨转移治疗的常用方法，特别适合单发骨转移骨痛的治疗，对缓解局部骨痛作用明显。对于弥漫性广泛恶性肿瘤骨转移的治疗，局部特殊部位外放射治疗和放射性核素内照射治疗的联合应用，效果更佳。双膦酸盐类药物是恶性肿瘤骨转移的一线治疗药物，推荐从诊断恶性肿瘤骨转移开始应用，并贯穿整个恶性肿瘤骨转移治疗的全过程。化学药物治疗是针对原发恶性肿瘤的全身治疗，依据原发肿瘤类型选择相应的化疗方案，化疗对原发肿瘤和转移灶有一定的疗效，但对骨转移骨痛效果欠佳。恶性肿瘤骨转移的治疗强调综合治疗，根据患者的原发病、骨转移类型及数目、骨痛的严重程度、病理性骨折的风险、脊柱的稳定性等进行全面评估，最终达到骨痛的缓解和对恶性肿瘤骨转移的良好疗效，提高患者的生存质量、延长生存期。

⊕ **知识链接**

骨转移的影像学诊断

影像学检查是早期发现恶性肿瘤骨转移的最有效方法。实验室检查（血钙、血清碱性磷酸酶、酸性磷酸酶等）有助于恶性肿瘤骨转移的辅助诊断。疑难病例确诊需进行活检病理学检查。恶性肿瘤骨转移的影像学检查方法包括X线平片、全身核素骨显像、CT、MRI和SPECT/CT、

PET/CT 等。X 线平片检查简便、经济，能区分局部成骨性、溶骨性和混合性骨转移，但对骨破坏敏感性低。CT、MRI 能显示局部骨的精细解剖结构，且 MRI 能发现早期局限在骨髓内的转移病灶，更适合脊柱转移的诊断。全身骨显像是目前最常用的诊断恶性肿瘤骨转移方法，通常能比 X 线早 3~6 个月发现骨转移病灶，多用于恶性肿瘤骨转移的筛查和鉴别诊断，能显示恶性肿瘤全身骨转移病灶的部位、数目、骨盐代谢活性变化等，表现为单发或多发骨放射性浓聚和（或）缺损，诊断为成骨、溶骨和混合性骨转移改变。全身骨显像结合 SPECT/CT 断层融合影像和 PET/CT（Na^{18}F）能显著降低对恶性肿瘤骨转移的漏诊和误诊，如溶骨性病灶、小的成骨性病灶和骨退行性改变等良性病变，这些多模式融合影像诊断恶性肿瘤骨转移的灵敏度、特异性和准确性等均优于单一模式影像。

简述题

简述放射性核素治疗恶性肿瘤骨转移的适应证和禁忌证。

（张　青）

书网融合……

本章小结　　　　　微课　　　　　题库

第二十一章　放射性核素介入治疗

PPT

📖 学习目标

1. 掌握　放射性粒子植入治疗原理，适应证和禁忌证。晚期原发性肝癌和结直肠癌肝转移；90Y 微球及其治疗原理、适应证和禁忌证。

2. 熟悉　放射性粒子的特点、粒子植入治疗具体操作流程。90Y 微球治疗方法。

3. 了解　放射性粒子植入治疗的背景及临床应用。90Y 微球治疗注意事项及治疗疗效。

4. 学会 90Y 微球 SIRT 在肝脏恶性肿瘤治疗中原理和治疗方法；具备 90Y 微球治疗的临床应用能力。

第一节　放射性粒子植入（组织间近距离）治疗 e 微课1

⇒案例引导

临床案例　老年男性患者，因咳嗽、声音嘶哑入院，影像学提示左肺门肿物，支气管镜活检提示：左肺上叶非角化型鳞癌。

因患者高龄，双肺气肿，肺功能差，无法耐受外科手术，经多学科 MDT 讨论，拟行 CT 引导下经皮放射性粒子植入治疗。

治疗资料：

1. 术前胸部增强 CT 提示：左肺门可见一团块状软组织密度影，边界欠清，大小 4.5cm × 4.3cm，增强扫描呈不均匀性增强（图 21-1）。

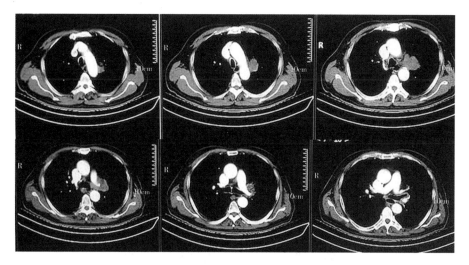

图 21-1　左肺门一团块状软组织密度影

2. 制定术前 TPS 计划，规划植入路径、粒子活度、剂量分布（图 21-2）。

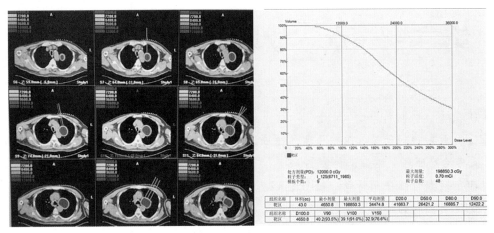

图 21 - 2　术前 TPS 计划

3. CT 引导术中经皮穿刺，按计划植入粒子，并进行验证（图 21 - 3）。

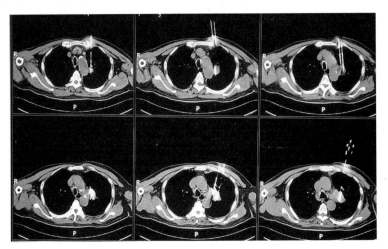

图 21 - 3　CT 引导穿刺，植入粒子

4. 术后 3 个月复查，肿瘤靶区已完全退缩，粒子内聚（图 21 - 4）。

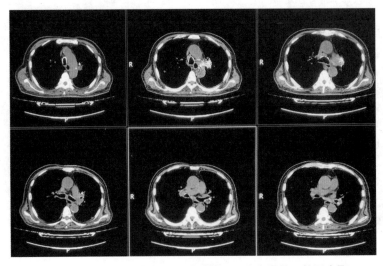

图 21 - 4　术后 3 个月复查，肿瘤靶区已完全退缩，粒子内聚

讨论　放射性粒子植入实施的具体流程有哪些？

一、背景

放射性粒子组织间近距离治疗肿瘤已有 100 多年的历史，1901 年 Pirre Curie 首先提出了近距离治疗术语（brachytherapy），为 Dr. Danlos 特制了植入肿瘤的 Ra 管。1914 年，Pasleau 和 Degrais 在巴黎生物学实验室，将带外壳的 Ra 管植入前列腺尿道，开创了组织间近距离治疗的先河。1917 年，纽约纪念医院 Dr. Barringer 用直肠内手指指引，经会阴刺入 Ra 针，JAMA 报告这种方法疗效好，但有晚期严重排尿困难。1952 年，美国 IOWQ 大学 Flocks 用胶体金注入治疗前列腺癌。1972 年，Whitmore 切开耻骨，盆腔淋巴结清扫后，用直肠内手指指引，前列腺植入 ^{125}I 粒子。1983 年，Holm 用超声引导下会阴模板植入 ^{125}I，治疗前列腺癌。1986 年，^{103}Pd 用于粒子治疗。

早期放射性粒子如 ^{60}Co、^{192}Ir 和 ^{226}Re 释放中～高能 γ 射线，放射防护颇难处理。粒子植入技术不成熟，操作繁琐和无法进行质量控制。20 世纪 80 年代起，随着低能核素的研制成功，计算机三维治疗计划系统出现，医学影像设备发展，粒子近距离治疗不断应用于各类肿瘤治疗，取得可喜的结果。我国开展工作的历史：1988 年谢大业在我国最早开展放射性粒子组织间近距离治疗；2001 年北大三院举办第一届我国放射性粒子近距离治疗肿瘤学术研讨会，随后，放射性粒子治疗肺癌，胰腺癌，舌癌，椎体转移肿瘤等得到开展，到目前为止，国内有数百家医院开展放射性粒子治疗肿瘤工作。

二、放射性粒子植入治疗

1. 简介 放射性粒子是将吸附放射性核素的物质装入外壳内、两端封闭的微型放射性源（如 ^{125}I 和 ^{103}Pa 等）。以最常用的碘 125 粒子（Model 6711 型）为例（图 21 – 5，表 21 – 1）。

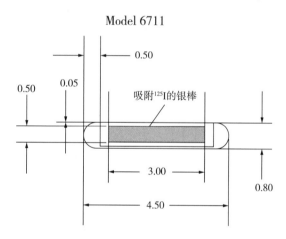

Model 6711

图 21 – 5 吸附 ^{125}I 的银棒

直径 0.8mm、长度 4.5mm、壁厚 0.05mm 钛管，中心直径 0.5mm，长度 3.0mm

表 21 – 1 常用放射性粒子的物理学特性

	^{125}I	^{103}Pd
半衰期	60.2d	17d
平均能量	27.4keV	21keV
源长	4.5mm	4.5mm
直径	0.8mm	0.8mm
标记物及长度	Ag，3mm	Pd，1mm
初始剂量率	7.7cGy/hr	18cGy/hr

续表

	^{125}I	^{103}Pd
剂量率	8~10cGy/h	20~24cGy/h
常用活度	0.3~0.8mci	1.1~1.7mci
半价层	0.025mmPb	0.008mmPb
组织穿透距离	1.7cm	1.6cm
释放94%剂量时间	240d	68d
RBE（相对生物效应）	1.4	1.9

2. 治疗原理　放射性粒子植入是肿瘤近距离治疗的一种重要手段，按照术前制定的 TPS 治疗计划，以影像引导等多种方式植入到肿瘤靶区内，达到适形准确，射线完全覆盖肿瘤轮廓。通过放射性粒子持续释放低剂量率的 γ 射线破坏肿瘤细胞 DNA 双链，对肿瘤细胞进行持续杀伤，同时持续射线作用使得肿瘤细胞没有修复机会，使肿瘤细胞失去增殖能力。而靶区周围正常组织内放射剂量迅速衰减，不会发生严重的急性或者晚期损伤，达到准确、安全、有效的治疗目的。

3. 适应证和禁忌证

（1）适应证　放射性粒子植入适用于治疗局部肿瘤，肿瘤最大直径不超过 7cm，生长缓慢，分化较好，患者一般状况计分标准（KPS）60 以上，无重要脏器功能不全。

（2）禁忌证　预计生存期不足 6 个月、肿瘤部位有活动性出血和坏死、穿插部位皮肤溃烂、放疗不敏感的肿瘤及麻醉禁忌证等原则上都是该技术治疗禁忌。

4. 技术操作流程

（1）术前　利用影像学方法确定肿瘤靶区及周围正常组织的体积及位置，在治疗计划系统上 TPS 制定治疗前计划：勾画靶区，确定植入针位置及数量，选择粒子活度，计算靶区活度及剂量，包括肿瘤及正常组织的剂量分布。

（2）术中　根据制定的治疗计划方案，依次在靶区不同位置穿刺植入针，并按计划植入粒子；植入时，应用 TPS 进行剂量优化，计算靶区剂量，调整粒子位置，纠正不均匀度，保护靶区邻近重要器官等。

（3）术后　粒子植入后，必须进行术后验证和质量评估，包括粒子位置和剂量重建。依据术后影像学资料，利用 TPS 计算靶区及邻近正常组织的剂量分布，应用等剂量曲线和剂量体积直方图（DVH）验证与术前计划匹配程度，并根据质量评估结果，必要时补充其他治疗。

5. 质量评估

（1）评估参数　处方剂量的靶体积百分比（V200、V150、V100 和 V90）、靶区达到处方剂量的百分数（D100、D90 及 D80）等。

（2）评估方法　等剂量曲线（90%、100% 及 150% 处方剂量线）、剂量 - 体积直方图 DVH、粒子植入数量及位置、重要器官的剂量分布等。

（3）评估指标　靶区剂量 D90 > 匹配周缘剂量，提示植入质量良好。植入粒子剂量不均匀度 < 处方剂量 PD 的 20% 提示植入质量良好等。

6. 并发症与随访　可能引起的并发症：气胸、出血、穿孔、瘘道及粒子移位等，术后需要定期随访。

7. 防护要求　粒子源能量相对放射危险性小，植入时术者可穿戴防护铅衣（包括铅帽、眼镜、围脖、手头、铅衣等，≥0.025mm 铅当量），植入后患者术区予以相应铅衣遮盖；若有粒子咳出、脱落，需收集到铅罐内上交；2 个月内避免近距离接触儿童和妊娠期妇女，植入后半年若患者死亡，火化时需将粒子取出。

第二节 ^{90}Y 微球介入治疗恶性肿瘤 e 微课 2

^{90}Y 微球（主要活性成分为氯化钇［90Y］），选择性内放射治疗（SIRT）属于肝肿瘤局部治疗方式之一，与经动脉化疗栓塞（TACE）方法类似。^{90}Y 微球于 2002 年获得美国食品药品监督管理局（FDA）批准用于治疗结直肠癌肝转移，^{90}Y 微球于 2021 年被 FDA 正式批准用于原发性肝癌治疗。^{90}Y 微球于 2022 年在国内正式上市，被国家药品监督管理局正式批准适用于经标准治疗失败的不可手术切除的结直肠癌肝转移患者。^{90}Y 微球已在全球逾千家医疗机构使用，累积使用约 20 万剂，疗效确切且安全性良好。

一、原理

^{90}Y 微球 SIRT 是将载有发射 β 射线的放射性核素 ^{90}Y 微球经肝动脉注入肿瘤组织，放射性微球因无法通过肿瘤的毛细血管床而聚集在肿瘤组织中，肿瘤局部区域所接受的电离辐射剂量高达 100～150Gy，使肿瘤细胞内脱氧核糖核酸受损而产生强大的杀瘤效应，因 ^{90}Y 在肝组织中的射程仅 2.50mm，故对正常肝组织的损伤非常小而达到靶向杀瘤效应。^{90}Y 微球用玻璃或树脂等基质封装成直径数十微米的球状颗粒（微球），将其经选择性动脉插管注入肝癌供血动脉，还可以阻塞肿瘤的营养血管，起到局部给药化疗、内照射和阻塞血管等多重作用。

二、适应证与禁忌证

（一）适应证

不可切除的晚期原发性肝癌和经标准治疗失败的不可手术切除的结直肠癌肝转移患者。

（二）禁忌证

（1）肝脏曾接受外照射治疗。

（2）腹水或肝脏衰竭。

（3）肝功能检查明显异常，如总胆红素 >2.0mg/dl 或白蛋白 <3.0g/dl。

（4）通过 ^{99m}Tc－MAA 扫描判定肝动脉血流的肺分流超过 20%；或肺部辐射剂量超过 30Gy。

（5）血管造影显示血管解剖结构异常，可能导致肝动脉血液明显回流至胃、胰腺或肠道。

（6）弥漫性肝外恶性疾病。

（7）在本品治疗前两个月内曾接受卡培他滨治疗，或在本品治疗之后的任意时间计划接受卡培他滨治疗。

（8）门静脉栓塞。

三、治疗方法

1. 患者选择和治疗前检查

（1）肿瘤通常被认为是无法手术切除的　多发性肝转移同时累及两叶；肿瘤侵入肝脏汇合处，三条肝静脉由汇合处进入下腔静脉；如果切除转移灶，肝静脉均无法保留；肿瘤侵入肝门，如果进行切除术，左、右门静脉根部都不能保留；广泛转移导致肝脏切除后剩余体积不足以维持生命所需。

（2）在接受钇［90Y］微球注射液治疗前建议对患者进行以下检查　应进行肝血管造影，确定肝脏的血管解剖结构；核医学扫描（^{99m}Tc－MAA 扫描），确定肺内分流百分比；肝功能血清学检测，确定肝功能受损程度。

2. 用药途径和治疗剂量

（1）用药途径　使用微导管导丝经肝动脉插管达肿瘤供血动脉后，通过附带输送装置与微导管相连接，以约 5ml/min 的注射速度注入指定剂量的钇［^{90}Y］微球注射液。

（2）治疗剂量　通过体表面积（BSA）法，使用患者的体表面积（BSA）（以患者体重和身高计算）和肿瘤累及体积比（通过 CT 扫描计算）来计算拟给予患者的放射性活度。

通过分区模型法，选择对正常肝脏和肺部的安全辐射剂量，选择不超过所限定剂量的最大植入活度。

四、疗效与并发症

（一）疗效

20 余年的临床探索为 ^{90}Y 微球 SIRT 在肝脏恶性肿瘤中的疗效和安全性提供了临床证据。基于近年来不断增加的临床获益证据，^{90}Y 微球 SIRT 已被国际指南推荐用于不可手术 HCC 患者的姑息治疗或转化治疗，成为肝脏恶性肿瘤患者重要的治疗选择。鉴于 ^{90}Y 微球 SIRT 作为手术新辅助治疗及与免疫治疗等联用时展现出良好的安全性，以 ^{90}Y 微球 SIRT 为基础的联合疗法有望成为未来研究趋势。此外，随着 ^{90}Y 微球剂量计算模型的不断优化，其在 RS 上的创新应用已成为新的研究热点，未来有望作为外科手术的替代疗法，为 HCC 患者带来治愈希望。

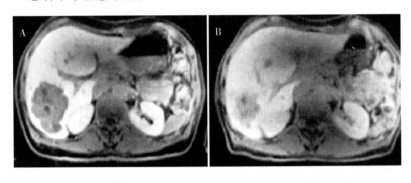

图 21－6　^{90}Y－玻璃微球放疗栓塞治疗肝癌前后的 MR 图

A. 治疗前；B. 治疗后 3 个月病灶明显缩小，血供明显减少

（二）并发症

治疗技术得当，对任何器官无过度辐射时，患者在接受 ^{90}Y 微球注射液治疗后的常见不良反应为发热、血红蛋白一过性下降、肝功能检查轻度至中度异常（天门冬氨酸氨基转移酶、碱性磷酸酶、胆红素轻度升高）、腹痛、恶心、呕吐和腹泻。

高剂量辐射引起的潜在严重不良反应如下。

（1）急性胰腺炎　引起急性剧烈腹痛。通过腹部 SPECT 扫描（测量 ^{90}Y 轫致辐射）与血清淀粉酶检测确认。

（2）放射性肺炎　引起过度干咳。通过肺炎的 X 射线证据确认。

（3）急性胃炎　引起腹痛。通过诊断胃溃疡的标准方法确认。

（4）急性胆囊炎　引起明显上腹部疼痛，可能需要切除胆囊缓解。通过适当的影像检查进行确认。

第三节　腔内介入治疗胸腹腔转移 🅔 微课3

恶性肿瘤发生胸腹腔转移常引起大量癌性胸腹水的产生，非常顽固且难以消除，严重者可危及生命。放射性胶体腔内介入治疗效果良好，经治疗后大部分患者可以控制胸腹水继续渗出。

一、原理

放射性胶体是一种不溶解和不发生生物化学作用的惰性物质，注射到胸腔或腹腔内，几乎不被吸收。将放射性胶体经导管注入有癌性积液的胸腹腔内，经转换体位使放射性胶体比较均匀地黏附在胸腹腔浆膜、间质和腔内肿瘤、胸腹水中游离的癌细胞表面，通过 β 射线的辐射作用杀伤、杀死癌细胞，并导致浆膜的纤维化及小血管和淋巴管的闭塞，从而抑制癌细胞生长、缩小病灶以减少癌细胞的刺激作用，最终减缓或停止积液的产生；另外，放射性胶体被细胞吞噬后，可被引流入淋巴循环，使该处隐匿小癌灶被消灭，达到姑息治疗的目的。^{32}P 磷酸铬胶体是目前临床常用的放射性胶体。

二、适应证与禁忌证

（一）适应证

（1）病理学检查证实有胸腹膜转移或临床及病理学证实为癌性胸腹水的患者。

（2）胸腹腔积液为渗出液，反复多次胸腹腔穿刺放液或胸腹腔内化疗无效。

（3）预计生存期大于 3 个月患者。

（4）胸腹腔肿瘤切除术后，术中见淋巴转移者。

（5）胸腹腔肿瘤切除术后，防止肿瘤转移或复发的预防性治疗。

（6）胸腹腔内无较大体积肿瘤的存在。

（二）禁忌证

（1）有明显恶病质，贫血或白细胞减少者。

（2）体积小的包裹性积液。

（3）体壁有伤口与胸腹腔相通或有支气管胸膜瘘及伤口渗液或无法关闭体腔者。

（4）儿童及妊娠期妇女。

三、治疗方法

1. 放射性胶体　目前常用^{32}P – 胶体铬（$Cr^{32}PO_4$），其颗粒大小为 0.05 ~ 1.0μm。^{32}P 系纯 β 发射体，物理半衰期为 14.3 天，β 射线最大能量为 1.71MeV，平均能量为 1.69MeV，最大射程 8mm，平均射程 2 ~ 4mm，腔内介入治疗用量应根据患者的体重、癌性胸腹水的多少及病情决定。

2. 治疗前患者准备

（1）化验血常规和肝、肾功能。

（2）经放射性核素^{99m}TcS（2 ~ 3mCi）显像明确无胸腹腔内粘连。

（3）抽出大部分癌性胸腹水。

3. 给药方法

（1）胸腔注入　一般一侧胸腔可用 $Cr^{32}PO_4$ 185 ~ 370MBq（5 ~ 10mCi），经生理盐水稀释至 50ml 并充分摇匀备用。彩超引导下行胸腔穿刺置管，并抽出大部分胸水，然后将备用的放射性胶体 $Cr^{32}PO_4$ 注入胸腔内，嘱患者2h内每10分钟改变一次体位，尽量使胶体在胸腔内均匀分布。

（2）腹腔注入　一般可用 $Cr^{32}PO_4$ 370～740MBq（10～20mCi），经生理盐水稀释至50ml并充分摇匀备用。彩超引导下行腹腔穿刺置管，并抽出大部分腹水，然后将备用的放射性胶体 $Cr^{32}PO_4$ 注入腹腔内，嘱患者2小时内每10分钟改变一次体位，尽量使胶体在腹腔内均匀分布。

4. 注意事项

（1）做好治疗前的各项准备工作。

（2）治疗中一定要将放射性胶体引入病变部位，正确变换体位，以利于放射性胶体在胸腹腔内分布均匀，使病变组织受到均匀照射。

（3）术中不宜将放射性胶体洒入胸腹腔内，可留置多根导管，待术后经导管注入胸腹腔内。

四、疗效评价

放射性胶体腔内介入治疗显效缓慢，一般2周至3个月起效，咳嗽、胸痛、腹胀等症状的缓解较早，主要以改善症状、减轻痛苦、提高患者的生活质量为主，延长生命为辅。可通过观察胸腹水再生成的速率来判断治疗效果。

1. 癌性胸水　治疗成功的标志是胸水再生成停止或减少，仅有某些症状的减轻而无客观体征改善则为无效。放射性胶体治疗癌性胸水的有效率为50%～70%。

2. 癌性腹水　疗效可分为优、良、中、差。

（1）首次治疗后3个月无腹水再生为优。

（2）腹水再生成速率明显缓解，半年后需再次治疗为良。

（3）治疗后腹水再生速率较治疗前减少约50%为中。

（4）治疗后腹水再生速率较治疗前无变化或变化不大为差。

放射性胶体治疗癌性腹水疗效属优、良级者的有效率为63%～86%。

简述题

放射性核素介入治疗的优势是什么？

（张　青　肖　欢　郑红宾）

书网融合……

本章小结　　　　微课1　　　　微课2　　　　微课3　　　　题库

第二十二章　其他放射性核素治疗

PPT

第一节　^{99m}Tc－MDP 治疗类风湿关节炎和骨质疏松 📱微课1

➡ 案例引导

临床案例　患者，女性，53 岁，间断性腰部疼痛 3 年余。3 年前患者无明显诱因出现腰部疼痛，以弯腰及久坐时疼痛明显，疼痛间断性发作，无下肢麻木感，卧床休息可缓解，未予重视；2019 年 12 月弯腰提重物后腰部疼痛加重，且呈持续性，不能缓解，随后来我科就诊，骨密度提示：－4.3SD，考虑严重骨质疏松症；CT 检查提示：①腰椎退行性病变；②L4 椎体压缩性骨折；③L4/L5 椎间盘膨出。患者为行抗骨质疏松症治疗，多次在我科住院。

治疗资料：患者于 2019 年 12 月至 2023 年 6 月共 8 次接受 ^{99m}Tc－MDP 抗骨松治疗，具体方案如下：钙片 1200mg/天＋维生素 D_3 1000IU/天＋^{99m}Tc－MDP 200mg/1 疗程。患者腰部疼痛缓解，骨密度显著提升。

讨论　1. 结合该患者 ^{99m}Tc－MDP 抗骨松治疗后的骨密度的变化，临床是如何提高患者的依从性？

　　　　2. 骨质疏松症防治的措施有哪些？

锝［^{99}Tc］亚甲基二膦酸盐（^{99m}Tc－MDP）是亚甲基二膦酸盐与金属离子锝的络合物。稳定的微量元素"锝"具有消炎、抑制异常免疫应答的作用；与双膦酸盐螯合后，不仅具有抑制骨吸收的作用，还具有促进骨形成的作用。此药为我国自主研发、专利药品，不具放射性。

一、治疗原理

通过锝的价态变化获得或失去电子而不断地清除体内的自由基，保护超氧化物歧化酶（SOD）的活力，防止自由基对组织的破坏；通过调节 RANK/RANKL/OPG 信号通路，从而抑制破骨细胞生成；同时抑制破骨细胞分化、抑制炎性因子的分泌，并可螯合金属离子降低基质金属蛋白酶（包括胶原酶）的活性，具有较强的消炎镇痛作用并防止胶原酶对软骨组织的分解破坏作用；降低 MMP-3，抑制软骨及骨质破坏；降低 DKK-1 表达，调节 Wnt 信号通路促进成骨细胞活化增殖，从而促进骨形成修复骨显微结构，改善骨生物力学指标。

二、适应证和禁忌证

1. 适应证　^{99m}Tc-MDP 治疗自身异常免疫应答及异常骨代谢导致骨破坏的相关疾病，包括类风湿关节炎、强直性脊柱炎、银屑病性关节炎、骨关节炎、股骨头坏死、骨质疏松、肿瘤骨转移等。

2. 禁忌证　严重过敏体质，血压过低，严重肝、肾功能不良患者。

三、治疗方法

^{99m}Tc-MDP 注射液由 A 剂和 B 剂在临用前螯合反应制备而成，按无菌操作，将 A 剂［水剂，内含锝（^{99}Tc）0.05μg］注入 B 剂（粉剂，内含亚锡亚甲基二膦酸 5mg 与氯化亚锡 0.5mg），充分振摇 1 分钟以上，使 A 剂与 B 剂充分反应螯合生成锝［^{99}Tc］亚甲基二膦酸盐螯合物，再静置 5 分钟后使用。如果药品制备时螯合反应不充分，将直接影响疗效。具体使用方法见表 22-1。

表 22-1　^{99m}Tc-MDP 使用剂量

阶段	^{99m}Tc-MDP 疗程（以达标为阶段治疗目标）
集中治疗阶段	疾病治疗足量使用 3 个疗程
巩固治疗阶段	疗效持续达标后，每 2 个月 1 个疗程，连续 4 个疗程
	单疗程：每天 3~4 套，持续给药 10~15 天，每月 1 个疗程
维持治疗阶段	逐步加大疗程间隔时间，每半年（最长间隔 1 年）追加 1 个疗程
	一般患者使用静脉注射即可，每日一次

对病情严重或病程长的患者，具体疗程及剂量，也可以视个体情况而定。

四、疗效评价

（1）^{99m}Tc-MDP 治疗类风湿关节炎有效率高、不良反应少，具有消炎镇痛和免疫抑制双重作用，可作为改善病情的抗风湿药（DMARDs）及生物制剂等常用抗类风湿关节炎药物的有益补充。临床应用结果显示，用 ^{99m}Tc-MDP 治疗类风湿关节炎 1~2 个疗程，有效率可达 80% 以上。部分患者使用后疗效不佳，可能与其对 ^{99m}Tc-MDP 吸收差、敏感性差、患有多种疾病有关。

（2）^{99m}Tc-MDP 治疗骨质疏松症中，^{99m}Tc-MDP 通过抑制破骨细胞活性、促进 BMMSC（骨髓间充质干细胞）骨源细胞分化，修复骨微结构，改善骨强度，提高骨密度；改善骨代谢指标（BALP、BGP、TNF-α、IL-1、IL-6），可在较短的时间内（1~2 周）较快速地缓解及消除骨痛、肌肉痛及肌肉疲劳感、四肢关节痛及麻痹感，明显增强肌力和肌肉协调性（表 22-2）。

表 22-2　^{99m}Tc-MDP 治疗骨质疏松症

观察点	临床应用特点
使用方法	足量、足疗程
起效时间	2~4 周
长期应用	安全性良好，按疗程间歇用药：①无严重不良反应；②患者血液学和肝肾功能未见明显异常改变；③无一例消化道溃疡及炎症反应
疗程最长间隔时间	1 年
影像学评价	修复骨微结构，改善骨强度，提高骨密度

第二节　β射线敷贴治疗 ⓔ微课2

→ **案例引导**

　　临床案例　患者，女性，24岁，扎耳洞后局部形成赘生物，质硬，色红，自觉痛痒明显（图22－1）。

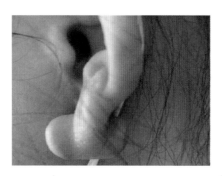

图 22－1　局部赘生物

　　讨论　1. 该患者临床诊断考虑是什么？
　　　　　2. 该病可以用何种方法进行治疗？

　　放射性核素敷贴治疗是核医学应用最早、最普遍、也是最成熟的治疗方法之一。敷贴治疗应用于临床至今已有40多年的历史。随着放射性药物在我国的发展，对于某些皮肤疾病的β射线敷贴治疗可以精准病变范围，实现对疾病的精准靶向，减少对周围健康组织的损伤，同时也最大程度实现正当化辐射防护原则，射线使用合理化，争取以最优的辐射剂量，使患者的诊疗获益最大化。

一、治疗原理

　　β射线有较强的电离能力，某些病变，例如皮肤血管瘤、增生性病变、炎症等对β射线较敏感，经电离辐射作用，微血管发生萎缩、闭塞等退行性改变，经照射后引起局部血管渗透性改变、白细胞增加和吞噬作用增强而获得治愈；增生性病变经辐射后细胞分裂速度变慢使病变得以控制，从而可达到治疗目的。利用半衰期足够长且产生足够能量的纯β射线的核素作为照射源紧贴于病变部位，通过β射线的电离辐射产生的生物效应，导致病变局部组织细胞出现：形态改变及功能改变，例如细胞活力降低、生长抑制、代谢紊乱、增殖能力降低、分泌功能减低或停止、细胞膜通透性改变及细胞凋亡等。

　　由于β粒子穿透本领小，因而操作更为安全，不会对深部组织和邻近脏器造成辐射损伤。此外，β粒子还具有屏蔽容易、使用方便和造价较低等优点。因此，β粒子的皮肤表面敷贴治疗现已被广为应用。

二、适应证和禁忌证

　　1. 适应证　各种类型的皮肤毛细血管瘤、瘢痕疙瘩、慢性湿疹、局限性神经性皮炎、鸡眼、寻常疣和尖锐湿疣等；角膜和结膜非特异性炎症、角膜新生血管、溃疡、翼状胬肉、角膜移植后新生血管等眼部疾病；口腔黏膜和阴道白斑等（图22－2至图22－5）。

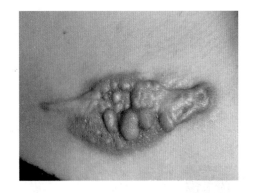

图 22-2　前胸瘢痕疙瘩

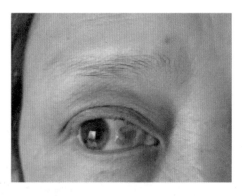

图 22-3　右眼内眦翼状胬肉

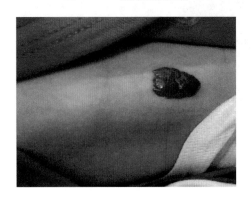

图 22-4　前胸血管瘤

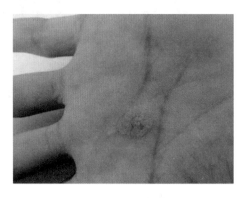

图 22-5　手掌寻常疣

2. 禁忌证　过敏性皮炎如日光性皮炎和夏令湿疹等；泛发型神经性皮炎、慢性湿疹，银屑病等；各种开放性皮肤损伤和感染等。

三、临床常用敷贴器的制作和使用

1. ^{32}P 敷贴器　制备敷贴器的放射性药物为 $Na_2H^{32}PO_4$。^{32}P 系纯 β 发射体，同位素 ^{32}P 释放的 β 射线在生物组织内射程短，组织穿透射程为 3～4mm，半衰期为 14.3 天，平均能量为 0.69 MeV，在组织中最大射程 8mm，组织吸收剂量在深度 1，2，3，4 mm 处，分别为 28%，11.4%，4.6% 和 1.9%，5mm 处仅 1%。这一剂量分配特点决定了其在皮肤表浅病变治疗中具有其他射线所不能及的特点。^{32}P 来源容易，制备简单，一般采用自制的方法。

2. ^{90}Sr - ^{90}Y 敷贴器　^{90}Sr 半衰期为 28.5 年，发射纯 β 射线，^{90}Sr 经过 β 衰变后转变成 ^{90}Y，在衰变过程中释放出 0.53MeV 的 β 射线，这些 β 射线带有质量很小的负电荷电流，该电流可与 1～2 mm 的皮肤浅层碰撞，产生很大的电离作用。子体 ^{90}Y 半衰期为 64.2 小时，β 射线能量为 2.274MeV，组织内最大射程 12.9mm。随组织深度的增加，吸收剂量很快下降，经过 1mm 组织深度，吸收剂量剩余 50%～60%，2mm 深度剩余 20%～30%，3mm 深度剩余 10%～15%，4mm 深度剩余 5%，5mm 深度剩余 2.5%，6mm 深度剩余 1%。^{90}Sr 半衰期长，使用过程中 1 年进行 1 次衰减校正即可，多为商品供应。

^{90}Sr - ^{90}Y 敷贴器已经商品化，根据临床不同要求可制成形状、大小，放射活度各异，适合皮肤科、眼科和耳鼻喉科专用敷贴器（图 22-6，图 22-7）。

3. ^{32}P 胶体　放射性胶体 ^{32}P 释放的为纯 β 射线，平均射程为 3.2mm，其理化性质不活泼，是一种对机体无毒害的惰性物质，不易随血液扩散，可以在局部聚集。它的电离本领大于 γ 射线，瘤体内幼稚的和生长旺盛的血管内皮细胞对射线特别敏感，可逐渐发生变性、萎缩，使血管腔闭塞，结缔组织纤维化，瘤体随之缩小直至恢复正常。^{32}P 胶体瘤体内注射治疗血管瘤的方法简便、安全、治愈率达 98% 以上，患者无明显不适，偶留有疤痕。

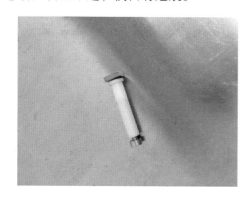

图 22 – 6 ^{90}Sr – ^{90}Y 方型敷贴器

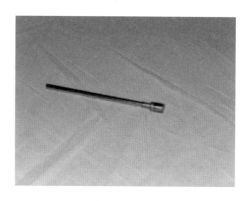

图 22 – 7 ^{90}Sr – ^{90}Y 眼科敷贴器

四、个体化的疗法

要根据疾病的种类、患者的年龄、病程、发病部位等具体情况施行个体化治疗，可分为一次大剂量法和分次小剂量法。

（一）一次大剂量法

将敷贴器持续地放在病灶部位，一次完成疗程总剂量，如无效，可追加剂量。疗效和反应取决于处方剂量。这种方法临床应用较多，治疗效果较好，但一次性使用剂量过大，易造成局部烧伤溃破形成难以愈合的溃疡，同时不能观察患者对治疗的敏感性和反应程度以便因个体差异调整剂量。

（二）分次小剂量法

采用分次小剂量法治疗时，剂量大小视病种或皮肤反应情况。该方法的优点是不致因一次大剂量引起皮肤急剧反应，又可视个体差异，不同部位病损对射线敏感性的不同等特点适当增减剂量，以求得用最小的剂量，取得较为满意的疗效。

1. 血管瘤 一般临床上根据患者的不同年龄给予不同剂量，一疗程总剂量：婴儿为 10 ~ 20Gy，1 ~ 6 岁为 15 ~ 18Gy，7 ~ 17 岁为 15 ~ 20Gy，成人为 20 ~ 25Gy（图 22 – 8）。

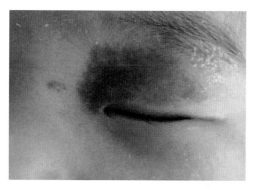

A. 左上眼睑血管瘤

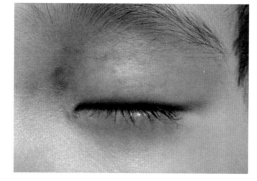

B. ^{90}Sr – ^{90}Y 敷贴治疗后

图 22 – 8 左上眼睑血管瘤经 ^{90}Sr – ^{90}Y 敷贴治疗后效果图

2. 慢性湿疹、牛皮癣、扁平苔藓、神经性皮炎 一次大剂量法：5 ~ 10Gy，如无效可再加 4 ~ 6Gy；分次小剂量法：1 ~ 3Gy/次，总量为 6 ~ 15Gy。

3. 翼状胬肉 术后 3 ~ 7 天，每次照射量 6 ~ 8Gy，连续 3 ~ 4 次，总量为 40Gy。

4. 瘢痕疙瘩 3 ~ 4Gy/次，总量 15 ~ 20Gy 或 4 ~ 6Gy，隔日一次，共治疗 3 ~ 4 次，治疗后间隔 1 个

月，根据情况再进行下一个疗程，共 2～3 个疗程（图 22-9，图 22-10）。

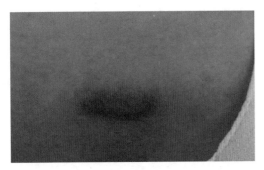

A. 前胸瘢痕疙瘩

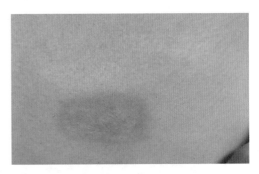

B. ^{90}Sr-^{90}Y 敷贴治疗后效果图

图 22-9　前胸瘢痕疙瘩经^{90}Sr-^{90}Y 敷贴治疗后效果图

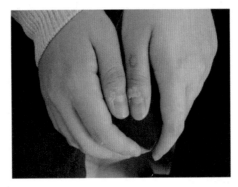

A. 双手拇指甲周疣

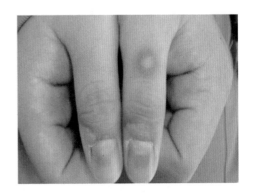

B. ^{90}Sr-^{90}Y 敷贴治疗后效果图

图 22-10　双手拇指甲周疣经^{90}Sr-^{90}Y 敷贴治疗后效果图

5. 术后切口预防性敷贴治疗　术后 24 小时内给予预防性敷贴治疗，最迟不要超过 48 小时，如需植皮修复，建议术后 1 周活皮瓣成活后再行预防性敷贴治疗；总剂量：17.5～20Gy，分 4～5 次完成。

五、疗效与治疗后反应

1. 疗效　疗效与年龄及病变类型有关。婴幼儿血管瘤因为血管内皮细胞对射线的敏感性随年龄的增长而降低。因此该方法适合幼儿，特别是面积不大的粟粒状和点状的或略高出皮肤表面 1～2mm 的皮内型毛细血管瘤。对儿童皮肤毛细血管瘤应积极治疗，1 岁以下儿童皮肤毛细血管瘤治愈率可达 80% 以上，5 岁以下儿童治疗有效率可达 100%。由于血管内皮细胞发育不成熟，对射线较为敏感，因此要选择尽早治疗，疗效好，疗程较短，同时色素沉着等现象消失较快。大部分患者于照射后 2～3 天出现皮肤颜色加深、局部发热、刺痛等现象，几日之内可逐渐减轻。疗程结束后数月可出现干性皮炎。若治疗后出现充血、水肿、灼痛、渗出和水疱形成则提示产生湿性皮炎，应及时处理。

对于瘢痕、顽固性湿疹和局限性神经性皮炎患者的治疗，其疗效和反应取决于辐射剂量以及患者对射线的敏感性。敷贴期间部分患者局部痒感可能加剧，撤除敷贴后 2～5 天可减轻，一周后明显好转或消失。

2. 治疗反应　一般无全身和血象反应，少数皮肤病患者可在短时间内出现局部皮肤发红，色素沉着，脱皮等，无需特殊处置，症状会随时间延长逐渐减轻或消失。部分患者血管瘤治愈后可出现难以恢复的色素改变。极少数患者可出现水疱、红肿及溃疡，应及时终止敷贴治疗并对症处置。

六、注意事项

（1）放射性核素敷贴治疗与其他疗法联合应用时，应适当减少辐照的总剂量，同时对不良反应进行密切监测。

（2）对已照射的局部组织要减少摩擦，保持皮肤的卫生；治疗期间患处禁止烫洗或搔抓，避免出现感染和损伤。

（3）若患处出现红肿、破损或感染时，需立刻终止敷贴治疗，并进行抗感染治疗。

（4）皮肤瘢痕术后应适当增加总剂量，在不影响切口愈合的前提下尽早及时治疗。

第三节　^{131}I – MIBG 治疗嗜铬细胞瘤和副神经节瘤、神经母细胞瘤 微课3

⇒ 案例引导

　　临床案例　患者，女性，32岁，阵发性头痛、心悸、多汗19年余。年前因头痛、心悸、多汗，伴血压升高就诊，血压最高160/105mmHg，心率最快120次/分，行腹部CT检查提示腹膜后占位，大小5.8cm×5cm，诊断为腹膜后副神经节瘤。2002年3月行腹膜后肿瘤切除术，术后病理：副神经节瘤。术后血压、心率降至正常范围，头痛、心悸、多汗消失。2013年再次出现心悸、多汗伴血压升高，^{18}F – PET/CT检查提示腹膜后多发代谢异常增高软组织及囊实性肿块，结合病史，考虑副神经节瘤复发及转移。^{131}I – MIBG肾上腺髓质显像：左上臂及腹部异常所见，考虑腹膜后副神经节瘤复发转移伴左侧肱骨转移。患者为进一步诊治控制病情，行^{131}I – MIBG治疗。

　　治疗资料　患者2014年10月至2022年1月行9次^{131}I – MIBG治疗，治疗间隔6~12个月，第1~7次治疗剂量为7.4GBq/次，第8~9次治疗剂量为3.7GBq/次，累计剂量59.2GBq。第1次治疗后全身显像：头部、胸背部、腹部、盆腔区、双侧肩部、脊柱区、双侧大腿可见多发点团状异常放射性浓聚影（图22–14A）。第9次治疗后全身显像：中腹部、右侧髂骨区多发点团状异常放射性浓聚影（图22–14B）。

　　讨论　1. 结合该患者^{131}I – MIBG后的影像变化，临床诊断考虑什么？

　　　　　2. 诊断依据有哪些？

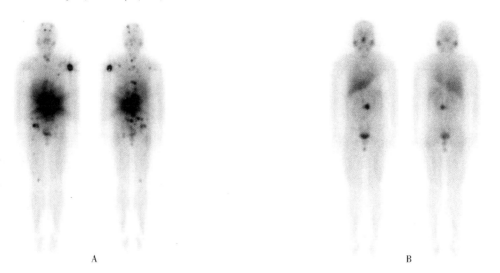

A　　　　　　　　　　　　　　　　　　B

图12–14　治疗后全身显像

A. 第1次治疗后，嗜铬细胞瘤全身转移；B. 第9次治疗后，病灶明显减少，中腹部、右侧髂骨区浓聚灶

嗜铬细胞瘤（pheochromocytoma，PCC）与副神经节瘤（paraganglioma，PGL）都属于具有激素分泌功能的神经内分泌肿瘤，分别起源于肾上腺髓质与肾上腺外的交感神经链，主要合成、分泌和释放大量儿茶酚胺类物质，如去甲肾上腺素、肾上腺素和多巴胺。从胚胎学来说，他们均起源于外胚层的神经嵴细胞，二者合称嗜铬细胞瘤和副神经节瘤（pheochromocytoma and paraganglioma，PPGL）。PPGL 是一种引起内分泌性高血压的少见的神经内分泌肿瘤。2017 年 WHO 在神经内分泌肿瘤分类中用"转移性 PPGL"替换了 2004 年定义的"恶性 PPGL"，认为所有的 PPGL 都具有转移潜能。神经母细胞瘤（neuroblastoma）是高度恶性的肾上腺素能肿瘤，神经母细胞瘤细胞虽然不能合成儿茶酚胺类物质，但能合成其前体多巴胺和排泄其代谢产物，因此多数神经母细胞瘤具有儿茶酚胺摄取机制。

一、治疗原理

胍乙啶和溴苄胺都是神经阻滞剂，将胍基和苄基相结合而成的 MIBG（metaiodobenzyl guaniodine，间碘苄胍）的化学结构与去甲肾上腺素相似，所以能够被肾上腺髓质和交感神经丰富的组织器官摄取。用放射性^{131}I 标记 MIBG（^{131}I – MIBG）是第一个用于诊断和治疗 PPGL 的分子影像技术。^{131}I – MIBG 静脉注射后主要浓聚在肾上腺髓质和肾上腺素能神经元内，某些肾上腺素能肿瘤高度选择性摄取^{131}I – MIBG，^{131}I 衰变发射 β 射线，通过^{131}I – MIBG 的辐射作用杀伤或抑制肿瘤细胞，达到治疗目的。

二、适应证和禁忌证

1. 适应证　能够选择性摄取^{131}I – MIBG 的肿瘤如嗜铬细胞瘤和副神经节瘤、神经母细胞瘤等；周围软组织或远处转移者；不能手术切除或术后有瘤体残留的患者。

2. 禁忌证　妊娠期及哺乳期妇女；血常规 WBC $< 4.0 \times 10^9$/L，RBC $< 3.5 \times 10^{12}$/L，PLT $< 9.0 \times 10^{10}$/L；肾功能不全。

三、治疗方法

1. 患者的准备

（1）治疗前停用影响^{131}I – MIBG 被摄取的药物，如可卡因、利舍平、苯丙醇胺、N – 去甲麻黄碱等。

（2）治疗前 3 天开始口服复方碘溶液封闭甲状腺，3 次/日，5~10 滴（0.5ml）/次，直到治疗后 2 周。

2. ^{131}I – MIBG 治疗剂量　一般采用固定剂量法，^{131}I – MIBG 的用量在 3.7~11.1GBq 之间。也可根据示踪剂量^{131}I – MIBG 显像的结果进行估算，按每疗程肿瘤吸收剂量为 200 Gy 计算^{131}I – MIBG 用量。

3. 给药方法　静脉滴注给药，速度应较慢，滴注时间为 60~90 分钟。给药时应严密监测脉搏、血压和心电图，每 5 分钟 1 次，给药后 24 小时内每小时测 1 次，必要时可予以心电监护。

4. 注意事项　患者使用^{131}I – MIBG 后应多饮水，及时排空小便，减少膀胱辐射剂量。保持大便通畅，减少肠道辐射剂量，提高显像图像质量。^{131}I – MIBG 治疗后需要在辐射防护病房居住，直至体内放射性活度低于 400MBq 方可离院，一般住院 5~7 天。两次治疗的间隔时间一般为 4~12 个月，具体可根据患者的病情及身体情况适当调整，剂量确定原则与第一次相同。治疗后 5~7 天行^{131}I – MIBG 显像。

四、疗效评价

国外研究报道，68.0% 的患者经过^{131}I – MIBG 治疗后肿瘤病情稳定、耐受性良好、不良反应较少。国内研究报道，治疗完全有效率为 3%~5%，部分有效率和病情稳定率可达 73%~79%，患者的 5 年生存率增加，达45% ~68%。治疗效果与靶组织的吸收剂量有关，靶组织对^{131}I – MIBG 摄取率高者，疗效相对较好。疗效评价主要根据高血压的改善和尿中儿茶酚水平的减低，一般肿瘤的缩小或消失并不多见。

简述题

简述^{99m}Tc – MDP 治疗类风湿关节炎和骨质疏松症的原理、适应证和禁忌证。

（肖　欢　赵银龙　郑红宾）

书网融合……

 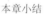

本章小结

微课1

微课2

微课3

题库

参考文献

[1] 中华医学会. 临床技术操作规范核医学分册 [M]. 北京：人民军医出版社，2004.

[2] 金永杰. 核医学仪器与方法 [M]. 哈尔滨：哈尔滨工程大学出版社，2010.

[3] 李亚明. 核医学教程 [M]. 3 版. 北京：科学出版社，2014.

[4] 刘克良，姜德智. 放射损伤与防护 [M]. 北京：原子能出版社，1995.

[5] 王荣福. 核医学 [M]. 3 版. 北京：北京大学医学出版社，2012.

[6] 潘中允. 实用核医学 [M]. 北京：人民卫生出版社，2014.

[7] 李少林，王荣福. 核医学 [M]. 8 版. 北京：人民卫生出版社，2013.

[8] 吕中伟，王培军. 核医学 [M]. 北京：科学出版社，2010.

[9] 黄钢. 影像核医学 [M]. 2 版. 北京：人民卫生出版社，2010.

[10] 黄钢. 核医学与分子影像临床操作规范 [M]. 北京：人民卫生出版社，2014.

[11] 屈婉莹. 核医学 [M]. 北京：人民卫生出版社，2009.

[12] 张永学，黄钢. 核医学 [M]. 2 版. 北京：人民卫生出版社，2014.

[13] 李龙. 核医学 [M]. 北京：人民军医出版社，2013.

[14] 李少林，王荣福. 核医学 [M]. 8 版. 北京：人民卫生出版社，2013.

[15] 赵德善，张承刚. SPECT 与 γ 照相机质量控制及参考规程 [M]. 北京：人民卫生出版社，2010.

[16] 石洪成. SPECT/诊断 CT 操作规范与临床应用 [M]. 上海：上海科学技术出版社，2015.